A Comprehensive Guide to the Healing Powers of Pure Honeys

Sweeter Health:

Unveiling the Nutritional Riches of Natural Honey

JAMES BRANDY

TABLE OF CONTENTS

INTRODUCTION

The Golden Elixir

In the quiet hum of nature's symphony, amidst blossoming flowers and industrious bees, lies a liquid gold that transcends mere sweetness – honey, the golden elixir. Welcome to a journey that delves deep into the heart of this nectar, uncovering the layers of its rich history and the bounty it bestows upon us.

As we embark on this exploration, envision bees weaving through vibrant meadows, collecting nectar from the blossoms that paint the landscape. "The Golden Elixir" is an odyssey into the intricate world of honey, where each drop tells a story of nature's alchemy and the harmonious collaboration between bees and blossoms.

Our journey begins with the unfolding tapestry of honey's history, a story interwoven with human civilization, ancient cultures, and the sacred rituals that have revered this liquid gold. From the mythological ambrosia to the sweet offerings in ancient ceremonies, honey has been a symbol of sustenance, healing, and divine connection.

Moving beyond history, we step into the heart of the hive to witness the intricate dance of bees and the alchemical transformation of nectar into honey. "A Bee's Bounty: From Nectar to Natural Sweetness" unveils the fascinating journey of how bees, through their tireless efforts, create this ambrosial substance that transcends mere sweetness.

As we turn the pages, we'll explore the composition of honey, understanding its nuanced blend of nutrients and the symbiotic relationship it shares with the flowers that contribute to its flavor profile. The hive becomes a treasury of natural sweetness, a testament to the intricate balance of nature's design.

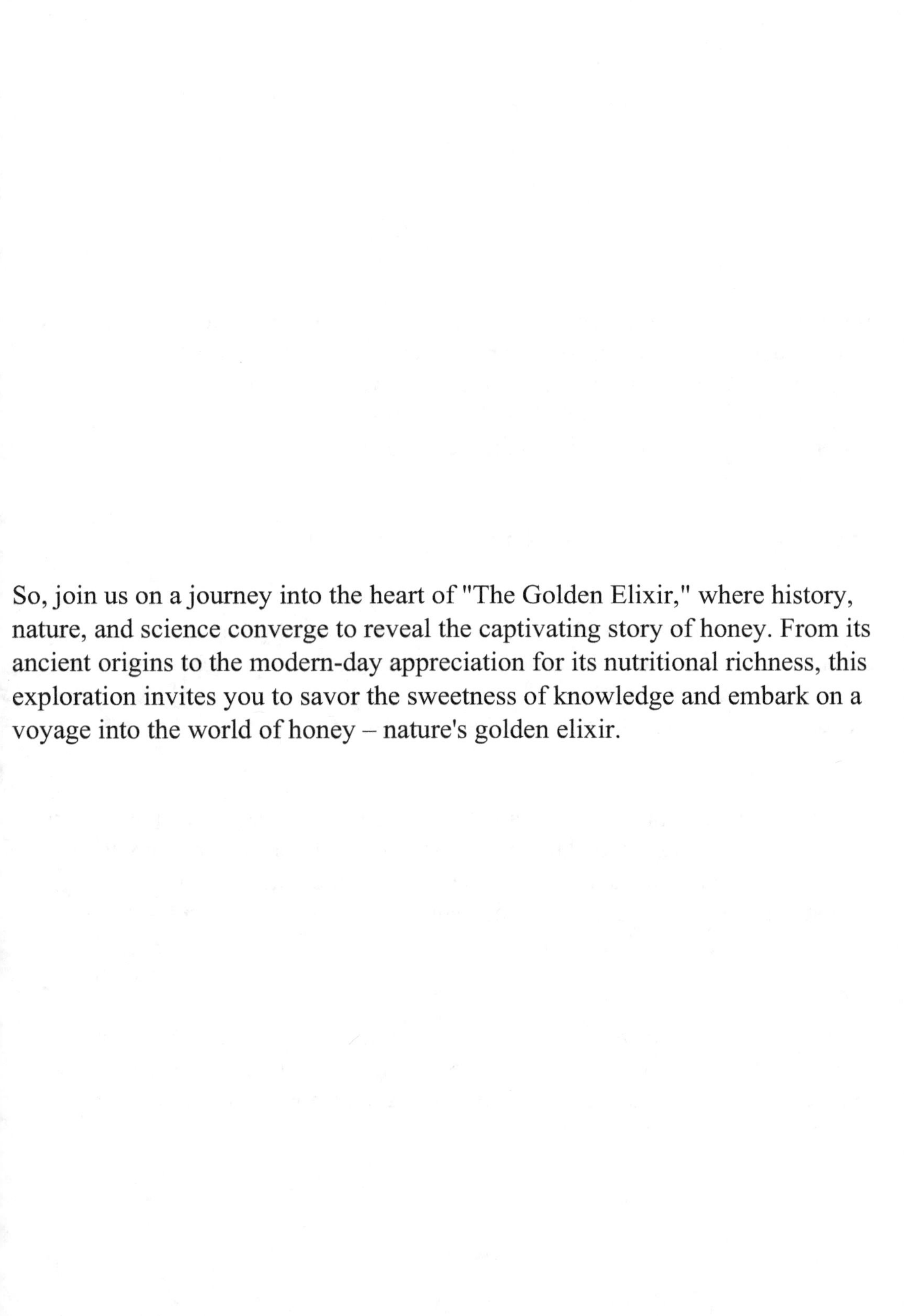

So, join us on a journey into the heart of "The Golden Elixir," where history, nature, and science converge to reveal the captivating story of honey. From its ancient origins to the modern-day appreciation for its nutritional richness, this exploration invites you to savor the sweetness of knowledge and embark on a voyage into the world of honey – nature's golden elixir.

CHAPTER ONE

The Nutrient-rich Nectar

In the quiet corners of nature's tapestry, a delectable alchemy unfolds—a process where industrious bees transform floral nectar into a golden elixir that transcends its sweet taste. As we embark on our journey through "The Nutrient-rich Nectar," we peer into the heart of natural honey, unraveling the intricate web of compounds that make this liquid gold a treasure trove of nourishment.

Exploring the Composition of Natural Honey

Our journey commences with an exploration of the composition of natural honey, a substance crafted through the collective labor of bees and the enchanting diversity of blossoms. Each drop of honey is a complex concoction, a synergy of compounds that contribute not only to its unique flavor but also to its nutritional richness.

We delve into the molecular makeup of honey, where simple sugars dominate but don't tell the full tale. Beyond the sweetness, honey harbors an array of vitamins, minerals, enzymes, and antioxidants. We navigate through the chemical intricacies, uncovering the fingerprints of the floral sources that impart distinct hues and flavors to this ambrosial creation.

As we scrutinize the composition, we encounter the intricate dance between glucose and fructose—the primary sugars in honey. This harmonious balance not only lends sweetness but also influences the crystallization process, revealing the dynamic nature of this age-old elixir.

The Synergy of Vitamins and Minerals

Moving beyond the sugars, we immerse ourselves in the wealth of vitamins that honey bestows upon us. From the antioxidant prowess of vitamin C to the B vitamins that play a role in metabolism, honey emerges as more than just a sweetener—it becomes a natural supplement, contributing to our daily nutrient intake.

Minerals, those essential building blocks of life, find their place in honey's repertoire. From potassium and magnesium to trace elements like copper and zinc, the synergy of minerals enhances the nutritional profile of honey. We explore how these elements contribute to overall health, supporting bodily functions and well-being.

As we embark on this exploration of the nutrient-rich nectar, Chapter 1 beckons us to savor the depth of honey's composition. The journey is not just about taste but an unveiling of the nutritional treasures that nature, through the artistry of bees, has gifted us. Join us in this odyssey into the heart of honey, where each drop tells a story of nourishment and the alchemical magic of the hive.

CHAPATER TWO

Healing Honey: A Holistic Approach

As we venture deeper into the realms of honey's enchanting universe, Chapter 2 unfolds before us—a chapter that explores the age-old wisdom encapsulated in honey's healing embrace. From the echoes of ancient traditions to the resounding validation of modern science, "Healing Honey: A Holistic Approach" invites us to delve into the therapeutic legacy of this golden elixir.

Traditional Remedies and Folk Wisdom

Our journey begins in the heart of cultural traditions and folk wisdom, where honey has been revered not only for its sweetness but also for its perceived healing properties. Across civilizations and centuries, honey has been used as a panacea—a go-to remedy for a myriad of ailments.

We traverse the annals of time, discovering the rich tapestry of remedies that have been crafted with honey as a central ingredient. From Egyptian healers to Ayurvedic practitioners, honey has been an integral part of traditional medicine, addressing conditions ranging from wound healing to digestive disorders.

The chapter unearths the diverse applications of honey in folk remedies, exploring its role in soothing sore throats, alleviating coughs, and promoting wound healing. The innate antibacterial properties of honey become evident in these traditional practices, showcasing the multifaceted nature of this golden elixir in promoting holistic well-being.

Modern Science Validates Ancient Wisdom

As we journey through the pages of history, we pivot to the present, where modern science lends its voice to the echoes of ancient wisdom. The healing potential of honey is not merely a product of tradition but a subject of rigorous scientific inquiry, unraveling the molecular intricacies that underpin its therapeutic effects.

We navigate through contemporary studies that validate honey's antibacterial, anti-inflammatory, and antioxidant properties. The chapter delves into the science behind honey's effectiveness in wound healing, chronic wound management, and its potential as an adjunct therapy in medical settings.

The synergy between ancient wisdom and modern science becomes a focal point, emphasizing the convergence of traditional practices with evidence-based approaches. As we explore the holistic healing attributes of honey, Chapter 2 beckons us to appreciate the continuum of knowledge that spans cultures and time—a continuum where the golden elixir's healing legacy endures.

CHAPTER THREE

Sweet Science: Antioxidants and Beyond

As we delve deeper into the intricate layers of honey's nutritional richness, Chapter 3 unfurls before us—a chapter that unveils the scientific marvels nestled within this golden elixir. "Sweet Science: Antioxidants and Beyond" invites us to explore the hidden gems, the polyphenols, and their profound impact on cellular health.

The Power of Polyphenols

At the heart of honey's nutritional bounty lies a powerhouse of antioxidants, the polyphenols. These bioactive compounds, found in varying concentrations depending on the floral sources, are instrumental in combating oxidative stress within the body. As we embark on this exploration, we unravel the science behind polyphenols and their pivotal role in honey's multifaceted benefits.

We navigate through the diverse array of polyphenols present in honey, from flavonoids to phenolic acids, each contributing to the antioxidant arsenal. The chapter unfolds the protective nature of these compounds, elucidating how they neutralize free radicals, reducing cellular damage and oxidative stress.

As we scrutinize the scientific literature, we discover the potential anti-inflammatory and immune-modulating effects of honey's polyphenols. The power of polyphenols extends beyond sweetness, positioning honey as a holistic ally in fortifying the body's defense mechanisms.

Honey's Role in Cellular Health

The exploration extends to the microscopic realm—into the intricate machinery of cellular health. We uncover how honey's antioxidant prowess translates into cellular protection, safeguarding the very building blocks of life from the ravages of oxidative damage.

The chapter delves into studies that illuminate honey's role in supporting cellular functions and mitigating oxidative stress-related conditions. From cardiovascular health to neuroprotection, we traverse the far-reaching impacts of honey on cellular well-being.

As we navigate through "Sweet Science: Antioxidants and Beyond," Chapter 3 prompts us to appreciate honey not just as a sweet indulgence but as a dynamic elixir that contributes to the body's resilience. The journey into polyphenols and cellular health unveils the sweet symphony of science within honey, inviting us to savor not only its flavor but also the intricate molecular dance that enhances our well-being.

CHAPTER FOUR

Boosting Immunity Naturally

In the heart of nature's pantry, where bees diligently craft liquid gold, lies a key to fortifying our most vital defense—the immune system. Chapter 4, "Boosting Immunity Naturally," unveils the inherent properties of honey that make it more than just a sweet indulgence. Join us as we explore the nectar of wellness and honey's role in enhancing the body's natural defenses.

Nectar of Wellness: Honey and the Immune System

As we delve into the intricate connection between honey and the immune system, we discover a tapestry of natural compounds that contribute to overall wellness. Honey emerges as a potent ally in fortifying the immune response, with a spectrum of bioactive substances that stimulate, modulate, and bolster our body's defenses.

The chapter navigates through the scientific studies that shed light on honey's immunomodulatory effects. From enhancing the activity of immune cells to influencing cytokine production, honey becomes more than a sweetener—it becomes a nectar of wellness, supporting the body in its ceaseless battle against pathogens.

We explore the nuances of how honey's diverse chemical composition, including antioxidants and anti-inflammatory compounds, contributes to immune resilience. The journey into the hive becomes a journey into the intricacies of immune health, where honey stands as a natural elixir promoting vitality and well-being.

The Antibacterial Properties of Honey

Our exploration extends beyond immune modulation to the remarkable antibacterial properties inherent in honey. Since ancient times, honey has been revered for its ability to inhibit the growth of bacteria, a quality that not only preserves the liquid gold but also contributes to its therapeutic potential.

The chapter unravels the science behind honey's antibacterial effects, delving into its role as a natural antimicrobial agent. We explore how honey's low water content, high acidity, and the presence of hydrogen peroxide create an inhospitable environment for bacteria, making it a time-tested remedy for wound healing and respiratory health.

As we navigate the intricacies of honey's immunity-boosting qualities, Chapter 4 invites us to view honey not merely as a delectable treat but as a holistic companion in our journey toward wellness. The symbiosis between honey and the immune system becomes a testament to the profound health benefits that nature, through the artistry of bees, has bestowed upon us.

CHAPTER FIVE

Honey for Heart Health

In the symphony of health, where the heart conducts the rhythm of life, honey emerges not just as a delightful sweetener but as a natural elixir with profound benefits for cardiovascular well-being. Chapter 5, "Honey for Heart Health," embarks on a journey into the intricate relationship between honey and the heart— a journey that explores honey's role as a heart-healthy sweetener and its ability to balance cholesterol levels.

A Heart-Healthy Sweetener

Our exploration begins with an understanding of how honey, beyond its sweet allure, contributes to heart health. Delving into the scientific nuances, we uncover the multifaceted ways in which honey supports cardiovascular well-being.

Honey's richness in antioxidants becomes a focal point, as we explore how these bioactive compounds counteract oxidative stress, a contributor to heart disease. The chapter unfolds the potential of honey to promote blood vessel health, reduce inflammation, and positively impact factors associated with heart health, such as blood pressure.

As we delve into studies that highlight the cardiovascular benefits of honey consumption, a portrait emerges of honey as not just a sweet indulgence but as a conscious choice for those seeking to nurture the health of their heart. The journey into a heart-healthy sweetener invites us to reconsider the role of honey in our dietary choices and its potential to become a flavorful ally in cardiovascular wellness.

Balancing Cholesterol Levels with Honey

The exploration deepens as we turn our focus to honey's role in cholesterol management—a key factor in maintaining a healthy heart. We navigate through the labyrinth of lipids and cholesterol profiles, uncovering how honey may positively influence these essential components of cardiovascular health.

Scientific studies guide us through the intricate mechanisms by which honey can impact cholesterol levels. We explore its potential to lower LDL cholesterol—the "bad" cholesterol—while concurrently promoting the levels of HDL cholesterol, the "good" cholesterol. The chapter delves into the nuances of honey's impact on lipid metabolism, offering insights into how it may contribute to a balanced and heart-healthy lipid profile.

As we traverse through "Honey for Heart Health," Chapter 5 invites us to appreciate honey not merely as a sweet addition to our culinary delights but as a conscious choice for nurturing cardiovascular well-being. The symbiotic relationship between honey and heart health becomes a testament to the wisdom ingrained in nature's offerings, encouraging us to embrace the sweetness of life with a heart-healthy perspective.

CHAPTER SIX

Nature's Sweetener: Honey in Your Diet

In the intricate dance of flavors and nutrition, honey emerges as more than a simple sweetener—it becomes nature's gift to our palates and well-being. Chapter 6, "Nature's Sweetener: Honey in Your Diet," invites us to explore the transformative role of honey in our dietary choices. Join us as we delve into the art of replacing refined sugar with honey and the nuances of honey in weight management.

Replacing Refined Sugar with Honey

Our journey begins with a conscious shift in our approach to sweetness. Refined sugar, once the ubiquitous choice for sweetness, takes a step back as we embrace the natural richness of honey. We navigate through the reasons behind this culinary shift, exploring not only the enhanced flavors that honey brings to the table but also the health benefits that accompany this transition.

The chapter unfolds the science behind choosing honey over refined sugar, examining the impact on blood sugar levels and insulin response. We explore the nuances of honey's glycemic index, showcasing its potential to provide sweetness without the drastic spikes and crashes associated with refined sugar.

As we delve into practical tips and recipes for incorporating honey into everyday culinary creations, a new culinary paradigm takes shape—one where sweetness becomes a conscious and healthful choice. The journey into replacing refined sugar with honey becomes a flavorful exploration, inviting us to savor the richness that nature's sweetener brings to our diets.

Honey and Weight Management

The exploration extends to the realm of weight management, where honey becomes not just a sweet indulgence but a potential ally in achieving and maintaining a healthy weight. We navigate through scientific studies that shed light on how honey, with its unique composition, may play a role in weight management strategies.

The chapter explores the satiating effects of honey, examining how it can contribute to feelings of fullness and satisfaction. We unravel the complexities of honey's impact on metabolic processes, shedding light on its potential to support weight loss and maintenance when incorporated into a balanced diet.

As we traverse through "Nature's Sweetener: Honey in Your Diet," Chapter 6 invites us to reevaluate our sweet choices and embrace honey as a culinary companion that not only enhances flavors but also contributes to our overall well-being. The journey into honey as a dietary staple becomes a step towards a healthier and more mindful approach to sweetness in our lives.

CHAPTER SEVEN

Healing the Hive: Honey for Respiratory Health

In the gentle hum of the hive, where bees diligently craft their golden elixir, lies a natural remedy that transcends sweetness—a remedy that extends its soothing embrace to our respiratory well-being. Chapter 7, "Healing the Hive: Honey for Respiratory Health," invites us into the world of honey's therapeutic touch, exploring its time-honored role in alleviating coughs, soothing sore throats, and contributing to overall respiratory wellness.

Soothing Effects on Coughs and Sore Throats

Our exploration begins with the age-old tradition of turning to honey for relief during the discomfort of coughs and sore throats. We delve into the science behind honey's soothing effects, uncovering the reasons why this golden elixir has been a trusted ally in homes across cultures for generations.

The chapter unravels the unique properties of honey that make it a natural cough suppressant and sore throat reliever. From its viscous texture that coats the throat to its ability to soothe irritation, honey becomes more than just a sweet indulgence—it transforms into a gentle remedy that eases the discomfort associated with respiratory ailments.

Practical tips and home remedies take center stage as we navigate through how honey can be incorporated into soothing concoctions. From warm honey-infused teas to simple honey elixirs, the hive becomes a source of comfort for respiratory wellness.

Respiratory Benefits of Honey

As our journey continues, we delve deeper into the respiratory benefits that honey offers. Scientific studies guide us through the intricacies of honey's impact on respiratory health, showcasing its potential to extend beyond symptom relief.

We explore the antimicrobial properties of honey and their role in supporting respiratory health. The chapter unfolds the nuances of how honey's natural composition may contribute to the management of respiratory conditions, making it a versatile and holistic approach to wellness.

From allergies to common colds, honey emerges as a companion in the quest for respiratory well-being. Chapter 7 invites us to embrace the healing touch of the hive, acknowledging honey not just as a sweetener but as a time-tested ally in nurturing our respiratory health. The journey into "Healing the Hive" becomes a testament to the wisdom embedded in nature's remedies, offering a sweet and soothing respite for our respiratory systems.

CHAPTER EIGHT

Skin Deep: Beauty Enhancements with Honey

In the realm of beauty, where nature unfolds its secrets, honey takes center stage as a versatile and natural elixir for radiant and healthy skin. Chapter 8, "Skin Deep: Beauty Enhancements with Honey," invites us into the world of DIY honey masks, beauty treatments, and the profound role honey plays in wound healing and overall skin health.

DIY Honey Masks and Beauty Treatments

Our exploration begins with the artistry of DIY honey masks—an ancient practice that transcends time and cultural boundaries. We delve into the simplicity and effectiveness of honey as a foundational ingredient for rejuvenating and nourishing the skin.

The chapter unfolds a repertoire of DIY honey masks that cater to various skin types and concerns. From hydrating masks that replenish moisture to exfoliating masks that unveil a radiant complexion, we explore the versatility of honey in enhancing the natural beauty of our skin.

Practical tips for creating and applying honey masks become an essential guide, inviting readers to embrace the sensory journey of pampering their skin with the golden elixir. The hive becomes a beauty workshop, where honey emerges as a staple in our self-care rituals.

Honey's Role in Wound Healing and Skin Health

As we journey deeper into the chapter, honey's role in wound healing becomes a focal point. The inherent antibacterial and anti-inflammatory properties of honey come to the forefront, showcasing its potential to promote the healing of wounds and support overall skin health.

Scientific studies guide us through the mechanisms by which honey aids in wound healing, from its ability to create a protective barrier to its contribution to tissue regeneration. The chapter explores the historical applications of honey in wound care, where this natural remedy has been utilized for centuries to address various skin ailments.

From minor cuts and burns to more complex skin conditions, honey emerges as a gentle yet powerful ally in the quest for healthy and radiant skin. Chapter 8 invites us to delve into the beauty-enhancing properties of honey, acknowledging it not just as a culinary delight but as a holistic and natural elixir for skin-deep transformations. The journey into "Skin Deep" becomes a celebration of the ageless connection between honey and the timeless pursuit of glowing and resilient skin.

CHAPTER NINE

Sustainability and Beekeeping

In the delicate balance of nature, where bees weave the tapestry of life, the practice of beekeeping becomes not only a tradition but a cornerstone of environmental stewardship. Chapter 9, "Sustainability and Beekeeping," takes us into the heart of apiaries, exploring the vital role of beekeeping in environmental health and the imperative to support sustainable practices.

The Importance of Beekeeping for Environmental Health

Our exploration begins with an understanding of the symbiotic dance between bees and the environment. Beekeeping emerges as a practice that extends beyond honey production—it becomes a linchpin in preserving biodiversity, ensuring pollination, and fostering ecological balance.

The chapter delves into the role of bees as pollinators, emphasizing their significance in supporting the reproduction of flowering plants and the production of fruits and seeds. Through the lens of beekeeping, we uncover the ripple effects of healthy bee populations on entire ecosystems, showcasing the interconnectedness of life.

Scientific insights guide us through the repercussions of declining bee populations, emphasizing the far-reaching impacts on agriculture, biodiversity, and food security. The hive becomes a microcosm of environmental health, where the well-being of bees mirrors the vitality of the ecosystems they inhabit.

Supporting Sustainable Practices

As our journey continues, the spotlight turns to the importance of supporting sustainable beekeeping practices. We explore the ethical considerations of beekeeping, from hive management to the use of pesticides and antibiotics. The chapter navigates through the principles of bee-friendly practices that prioritize the health and well-being of bee colonies.

Practical tips and insights into sustainable beekeeping become a guide for enthusiasts and beekeepers alike. From hive design to forage management, the chapter highlights the ways in which conscientious beekeeping can contribute to the preservation of bee populations and environmental harmony.

CHAPTER TEN

The Future of Sweet Wellness

As we stand at the crossroads of tradition and innovation, Chapter 10, "The Future of Sweet Wellness," beckons us to peer into the horizon of honey's potential. This chapter is a journey into the cutting-edge realm of honey research and applications, unveiling how this golden elixir continues to shape a healthier and sweeter future.

Innovations in Honey Research and Applications

Our exploration begins with the frontiers of scientific inquiry, where researchers delve into the molecular intricacies of honey. From the identification of novel compounds to the exploration of synergies within honey's composition, the chapter unfolds the ongoing innovations in honey research.

We navigate through studies that uncover the potential health benefits of specific types of honey and their unique bioactive properties. The evolution of honey from a simple sweetener to a multifaceted natural remedy becomes evident as research sheds light on its diverse applications in modern healthcare.

Practical applications of honey in medical treatments, skincare, and dietary supplements emerge as we traverse the landscape of innovation. From honey-based wound dressings to pharmaceutical formulations, honey has become a source of inspiration for researchers and practitioners alike.

Shaping a Healthier Future with Natural Honey

As we look ahead, the chapter pivots towards the role of honey in shaping a healthier future. The hive becomes a source of inspiration for sustainable agriculture, promoting biodiversity, and supporting ecological balance. We explore the potential of honey as a sweetener in the food industry, offering a natural and healthful alternative to refined sugars.

The chapter unravels the role of honey in fostering community health and well-being. From beekeeping initiatives that empower local communities to the integration of honey in public health programs, we witness the transformative power of honey in shaping a future where sweetness aligns with health and sustainability.

Chapter 10 is a glimpse into the exciting trajectory of honey as it continues to evolve from a traditional delicacy to a catalyst for positive change. The future of sweet wellness is not only about rediscovering the age-old wisdom of honey but also about embracing innovation and unlocking the untapped potential within each golden drop. The journey into "The Future of Sweet Wellness" becomes an invitation to savor the possibilities and actively participate in crafting a healthier and sweeter world.

CONCLUSIONS

Embracing the Essence of Sweeter Health

As we draw the final curtain on our journey through the pages of "Sweeter Health: Unveiling the Nutritional Riches of Natural Honey," we find ourselves immersed in the golden glow of a holistic narrative—one that transcends sweetness and delves deep into the heart of well-being. This odyssey into the nutritional riches of natural honey has been a tapestry woven with threads of history, science, tradition, and innovation, inviting us to savor the multifaceted essence of honey and its profound impact on our health.

In the chapters preceding, we unraveled the ancient history of honey, traced its journey from nectar to natural sweetness, and marveled at the delicate dance between bees and blossoms. We explored the intricate interplay between human and artificial intelligence, the ethical implications of technological advancements, and the uncharted territories that await in the era of advanced intelligence. We ventured into the realms of health, discovering the therapeutic legacy of honey in traditional remedies, the scientific marvels of antioxidants, and the natural support it provides for the immune system, heart health, and respiratory well-being.

Our exploration extended beyond the confines of health, embracing honey as a beauty enhancer, a sustainable ally, and a symbol of sweetness in our diets. From DIY honey masks to the importance of beekeeping for environmental health, each chapter unfolded a new facet of honey's richness and versatility.

In our journey's conclusion, we stand at the crossroads of tradition and innovation, gazing toward the future of sweet wellness. The golden elixir, once a simple sweetener, emerges as a catalyst for positive change—a remedy that transcends time and cultural boundaries. The honeybee, a humble architect of nature, becomes a symbol of resilience, community, and environmental stewardship.

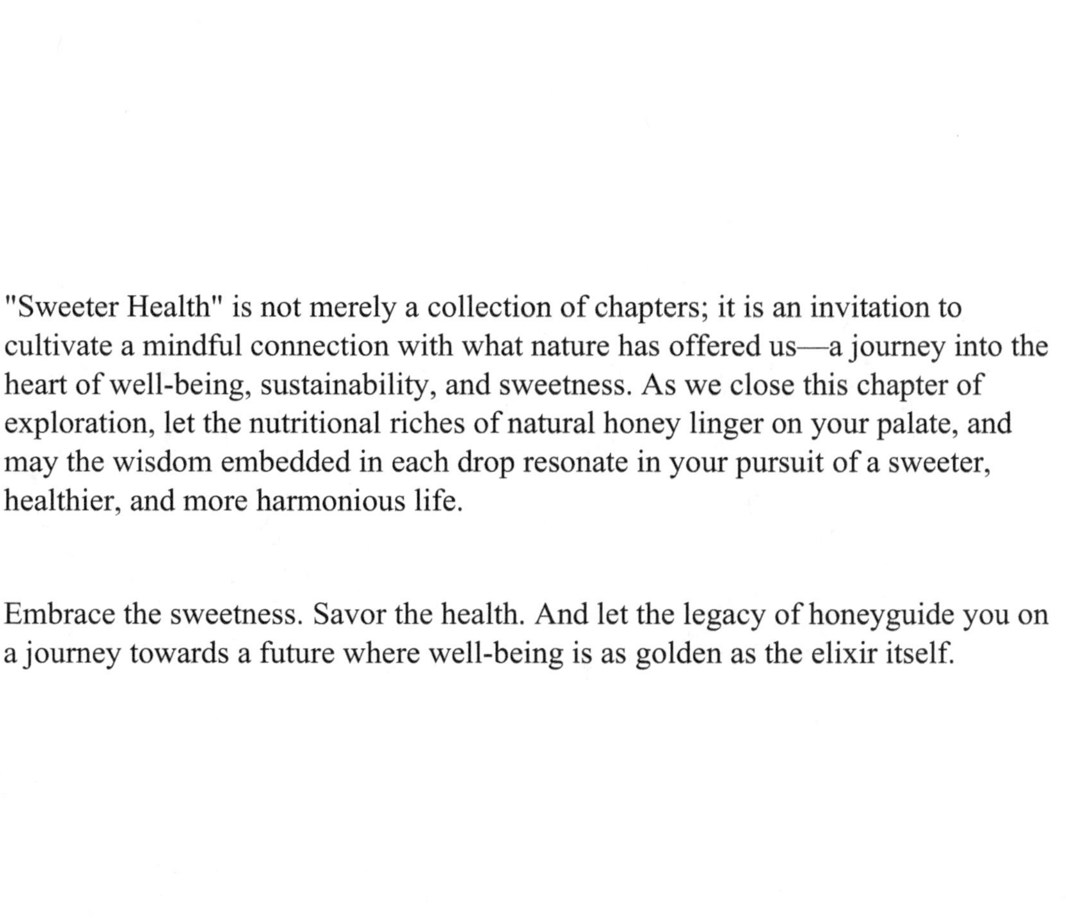

"Sweeter Health" is not merely a collection of chapters; it is an invitation to cultivate a mindful connection with what nature has offered us—a journey into the heart of well-being, sustainability, and sweetness. As we close this chapter of exploration, let the nutritional riches of natural honey linger on your palate, and may the wisdom embedded in each drop resonate in your pursuit of a sweeter, healthier, and more harmonious life.

Embrace the sweetness. Savor the health. And let the legacy of honeyguide you on a journey towards a future where well-being is as golden as the elixir itself.

Este livro e muitos outros são distribuídos de graça na Bastter.com para os assinantes

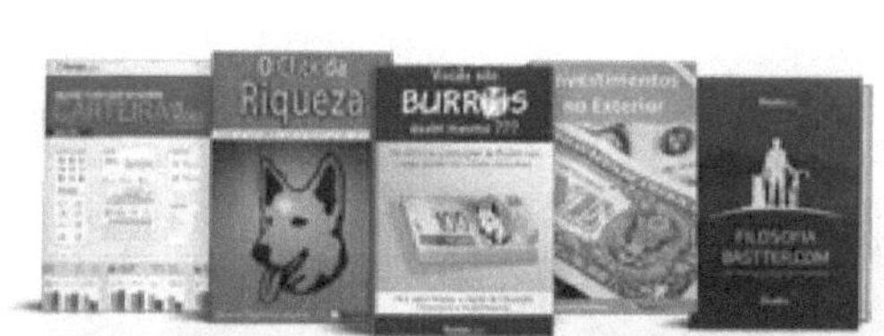

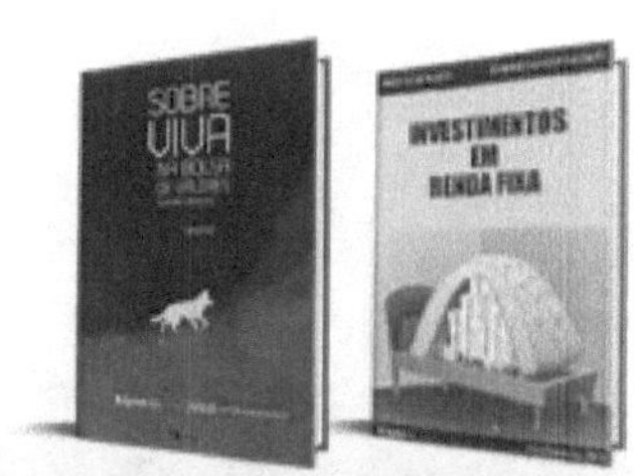

Veja tudo que o Assinante ganha!

SAÚDE PARA VOCÊ

Mauro Jasmin

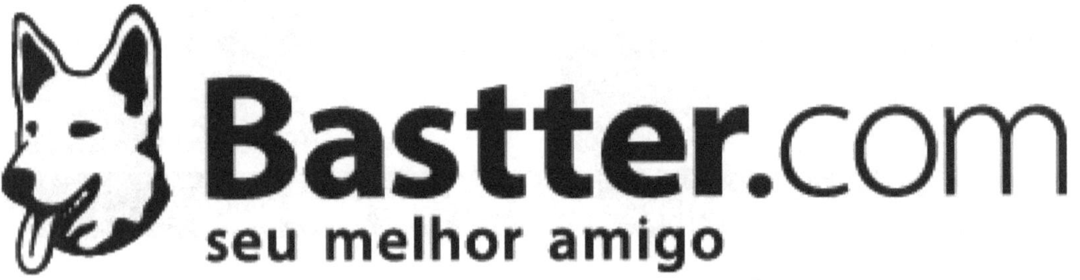

Texto por Mauro Jasmin © 2018
Todos os direitos reservados
Revisão Luiz Fernando Franqueira

DICAS DE ALIMENTAÇÃO SAUDÁVEL
DENSIDADE NUTRICIONAL
EMAGRECIMENTO

SAÚDE X ABCD4

Quando você faz cursos da Bastter.com, conhece caminhos para aumentar seu patrimônio, controlar o risco, não investir em renda variável mais do que aguenta, etc.

Com Saúde é a mesma coisa: deve aprender a aumentar seu patrimônio (sua saúde), controlar o risco (não fazendo atividades que possam te lesionar), não investir em renda variável mais do que aguenta (não abusar da intensidade e volume de seu treinamento a ponto de provocar lesão).

O mais recomendado, se está parado há muito tempo ou nunca fez atividades físicas, é começar devagar e ir aumentando aos poucos a atividade que escolher, sem tentar esportes abusivos para sua condição física atual (quem sabe no futuro...) e não fazer mais do que o corpo aguenta.

A escolha da atividade é importante: deve ser algo fácil de começar e acessível. Se passou os últimos anos da sua vida de forma sedentária, não será boa escolha Ginástica Olímpica Desportiva numa cidade 70 km distante de sua casa. Não será fácil nem acessível.

Neste caso, caminhada ou hidroginástica no seu bairro seria mais indicado, por exemplo. Não é que não possa fazer Ginástica Olímpica Desportiva, mas não seria a melhor escolha para começar.

Outro ponto importante é a esfera social. Se tem um amigo para ir contigo, sua esposa quer te acompanhar ou escolhe uma aula em grupo, fica muito mais fácil de manter a atividade. Sozinho, às vezes, dá preguiça; solitário, não tem ninguém para "ajudar" a dar o primeiro passo.

Então, escolha uma atividade tranquila para começar, tente fazê-la com amigos ou familiares, não abuse tentando perder 10 kg em 1 mês ou escalar o Monte Everest como "primeiro" objetivo.

Qualquer dúvida ou ideia, estarei sempre na <u>Área de Saúde e Esportes da Bastter.com</u> para ajudar.

Bons Treinos!

TEORIA DA CONSPIRAÇÃO

Sempre escutamos falar sobre conspirações, normalmente na política.
Todos têm teorias variadas que normalmente não levam a nada.
Eu também tenho a minha, não na política, mas sim na Natureza.

Acredito piamente que a Natureza conspire contra nós.
Ela não quer deixar a Terra superpopulada por nenhuma espécie (apesar de estarmos conseguindo).
Ela quer dividir os espaços e evoluir como um todo até o seu fim, em alguns bilhões de anos, provavelmente.

Então, o que a Natureza faz:
1- Nos deixa viver alguns anos, crescer e multiplicar (nada bíblico...).
2- Acaba com nossa vida quando já temos descendentes daquela geração.
3- De vez em quando cria um "cataclismo" para matar um monte de gente (ou animais/vegetais de várias espécies) para haver equilíbrio.

E o que o ser humano faz:
1- Tenta "sobreviver" o máximo possível negando a Natureza.
2- Cria a Medicina para conseguir viver mais e mais anos.
3- Inventa um monte de maluquices e se agarra naquilo, achando que vai postergar seu fim (não estou falando de religião, não é este o ponto).

A eterna luta do ser humano...
E quanto mais o ser humano consegue viver, mais problemas aparecem para sua saúde, pois esta é a forma da Natureza conseguir seu equilíbrio.

Se vivêssemos 200 anos, acredito que todos nós teríamos pressão alta, colesterol alto, diabetes, problemas no fígado e nos rins, entupimentos nos vasos sanguíneos, problemas cognitivos, respiratórios, todo o tipo de falhas que a Natureza nos coloca para, com o tempo, não sobreviver geração em cima de geração, todas juntas, pois assim haveria a superpopulação e desequilíbrio das espécies.

Como não há solução para esta batalha eterna (acredito eu, não é?!), o máximo que podemos fazer é viver da forma mais saudável possível para, assim, não só viver mais anos, mas viver com melhor qualidade de vida também.

Milagres acontecem... ou não... sei lá...
Mas só o que podemos fazer na sala de espera entre o nascimento e a morte, é passar este tempo da melhor forma que pudermos, tentando proteger cada segundo de existência, mas não trocando também os "segundos" pelos prazeres que possamos ter.

Já fui muito mais radical em relação a forma que as pessoas cuidam da saúde, até que um dia entendi que tem gente que prefere viver menos e aproveitar mais do seu "jeito", usando drogas, fumando horrores, bebendo litros de álcool, comendo porcarias adoidado ou fazendo algumas atividades que tendem a levar a morte em menos tempo.

Não é como eu prefiro viver a minha vida, mas tenho que aceitar todos os tipos de escolhas que os outros fazem em relação às suas próprias vidas (desde que não atrapalhe na minha, hehehehe...).

Mesmo assim, se você conseguir tratar da sua saúde de forma básica, seja lá como queira viver na sua "sala de espera", vai aproveitar melhor saudável - ao menos "tentando" ser saudável, pois fazer exercícios 3x/semana e comer com boa qualidade e quantidade regularmente, não exclui o chope no fim de semana ou um "porre" casual.
Correr e comer salada, não excluem ir no rodízio um dia e encher a barriga de gordura e carbos.
Pedalar e comer frutas e folhas, não exclui ir para a balada a noite e se acabar.

Enfim, faça suas escolhas.
Defina suas armas e sua tática de batalha.
Mas sempre a tentativa de ser mais saudável vai te ajudar, mesmo que o resto de suas escolhas não ajude.

QUANDO VOCÊ PISCA

Uma vez o CEO de uma grande empresa de alimentos, disse que foi só o concorrente "piscar os olhos" para perder a liderança de vendas no setor, a qual mantinha por muitos anos.
Isso acontece com a Saúde também, na batalha interna que travamos todos os dias entre a vida social, o trabalho, as relações familiares, o dinheiro, a diversão, o tempo livre etc.

Não precisamos ser "neuróticos" com exercícios, alimentação e tudo mais que faz bem à saúde.
Mas devemos ter regras simples para não "piscarmos os olhos" na hora errada e colocarmos tudo a perder.
A "neurose" não deve existir, mas algumas pequenas regras ajudam a não vacilar.

Por exemplo: se você não se exercitou uma semana porque trabalhou até tarde todos os dias em algum assunto urgente, você deve na semana seguinte fazer um dia a mais de exercícios do que normalmente faz.
Outro exemplo clássico, mas muito útil, é manter alguns dias na semana para comer "à vontade", tendo outros dias da semana (a maioria deles, por favor, hehehe...) para ter uma alimentação mais saudável.
Estas regrinhas ajudam muito, pois você não tem nem que "pensar" o que vai fazer, o que comer ou quanto se exercitar - pois a regra está lá para isso quando você sai muito da sua rotina.

Mais um exemplo que acontece bastante, para falar a verdade com a grande maioria das pessoas, é que esquecem que ficam doentes, viajam de férias, têm compromissos inadiáveis - então acham que fazem exercícios 3x/semana (por exemplo) mas na média, as vezes não fazem nem 2x/semana.
Então, se não faz os 3 dias numa semana de exercícios, faça 4 dias na semana seguinte.

Há situações que são críticas, nas quais você não deve "piscar os olhos".
Quando sua Glicose no sangue está aumentando e você sabe que está comendo muito mais açúcar do que o normal, não é hora de "fingir" que não vê e continuar nesta ação destrutiva.
Nesta hora se você "piscar os olhos", pode adiantar um Diabetes, por exemplo.

Mais uma situação onde não deve "piscar os olhos" é quando está passando do maior peso que já teve.
Nesta hora, as regrinhas de alimentação e exercício são altamente eficazes para sua vida.

Enfim... Sem neurose, com bom senso, seguindo regrinhas simples para te ajudar a ser mais saudável.

O ABUSO DA SAÚDE

Em qualquer área da nossa vida devemos evitar o abuso, ao menos na maior parte do tempo.
Tudo bem se você tiver comprando uma casa nova e trabalhar feito um louco por alguns meses para ajudar no pagamento.
Ou então se está treinando para uma Maratona e passar alguns meses com um super esforço para conseguir completar a prova.
Mas em geral, qualquer abuso é prejudicial, mesmo na saúde.

Por exemplo: resolve nunca mais comer carne vermelha, porque tem muito colesterol; feijão com arroz, porque é calórico; laticínios, porque tem muita gordura; nunca mais se expor ao sol, porque pode dar câncer de pele ou nunca mais correr, porque o impacto pode fazer mal aos seus joelhos (e por aí vai).
Provavelmente você está privando seu corpo de vitaminas e minerais essenciais à sua saúde e também da absorção dos mesmos.

Tudo bem se você é intolerante à lactose e cortar os laticínios, se tiver histórico de câncer de pele e evitar o sol, se tiver o colesterol muito alto e evitar carne vermelha, se estiver muito acima do seu peso e evitar arroz com feijão ou se tiver problemas de joelho por impacto e evitar corrida.
Mas vejo muita gente cortar vários alimentos e mudar a rotina de exercícios porque "quem sabe" pode, no futuro, fazer mal... Restringem demais a alimentação e mudam seus hábitos de forma radical.

A "variedade" de alimentos é importante para a nossa Saúde, porque variando teremos todas as fontes de vitaminas, minerais, proteínas e tudo mais que necessitamos. Não que tenha que comer de tudo, mas sim variar a alimentação e não focar somente em "cortar" alimentos que "podem" te fazer mal.

A exposição ao sol e um pouco de impacto nas articulações ajudam a manter os ossos fortes e a prevenir Osteoporose.
Então se não tem problemas articulares e não tem histórico de câncer de pele na família, por que não dar uma corridinha ao sol?
Será mais proveitoso do que prejudicial à sua saúde.

Enfim, bom senso e sem abusos!!!

CARRO QUEBRADO

Normalmente, quando deixamos nosso carro muito tempo sem rodar, estacionado no mesmo lugar e sem ao menos ligarmos de vez em quando, ele quebra.

Apesar de não sermos máquinas, partes nossas funcionam da mesma forma.
Nossas articulações precisam de lubrificação da mesma forma que a transmissão de um carro.
Nossa energia precisa ser recarregada constantemente assim como a bateria de um carro.
Nosso coração precisa bombear de forma eficiente assim como a bomba de gasolina de um carro.
Posso seguir assim para os pulmões, os músculos, a pele e os outros órgãos.

Então, quando me perguntam a razão pela qual devemos praticar exercícios, nada mais nada menos é do que manter nossa máquina em bom funcionamento.
Isto sem falar na parte estética, mental e produtiva em geral.

Os exercícios físicos fazem nossa máquina funcionar melhor, de forma mais eficiente, evitando "quebrar".
É claro que, assim como num carro, se você força demais colocando "giros altos" o tempo todo, também vai quebrar.
O exercício físico regular entre média e alta intensidade tende a melhorar muito a qualidade de vida, a produtividade, a felicidade e a tranquilidade mental de quem o pratica.

Tenha bom senso nas suas escolhas.

O MAIOR INIMIGO do BOM é o PERFEITO

Indo direto ao assunto: muita gente que quer ter o emprego perfeito, a família perfeita, a saúde perfeita, acaba deixando o que está bom de lado na busca do impossível.

Claro que se você tem um emprego bom e aparece um excelente, deve pesar prós e contras e decidir se vale a pena.
Emprego é mais fácil de "medir", pois tem o pagamento e as horas trabalhadas.
O difícil é quando entram relações pessoais, mais ainda quando entra a sua saúde em jogo.

Se as pessoas fizessem o controle de saúde de forma simples, funcionaria, no geral, melhor do que se tentando fazer um controle perfeito.
Às vezes, nos pegamos lendo um artigo sobre uma semente que só tem no Himalaia, que reduz a gordura em x% e nos vemos obcecados em comprar aquilo e testar, ver se dá resultado.
Mas esquecemos que, se comermos na grande maioria do tempo alimentos saudáveis, não precisaríamos da semente do Himalaia.
Aliás, se comermos um monte de besteiras, a semente do Himalaia não vai resolver também.

Então vem outras perguntas:
E o ovo?
E a maionese?
E o feijão?
E a jabuticaba?
E linguinha de Bem-te-vi ao Trololó?

Mas esquecemos que não é um ovo na salada, ou uma feijoada de tantos em tantos meses que nos faz mal.
É o dia a dia de nossa alimentação que resulta em muitos problemas de saúde, que podemos evitar se conseguirmos manter uma alimentação "basicamente" saudável.

Enfim, foi só uma observação feita depois de alguns anos trabalhando com pessoas que querem emagrecer e serem mais saudáveis, mas ao invés de fazerem o básico, procuram estratégias e produtos mirabolantes para resolverem seus problemas.

Isto se aplica aos esportes também.
Às vezes lemos um artigo que diz que "tal" esporte seria o melhor para nós.
O problema é que este esporte específico só se prática na cidade vizinha de 3:00 as 5:00 da manhã.
Então pensamos: "Ah... não vou fazer esporte algum, pois vai ser impossível".

Esquecemos, porém, que outros esportes, mesmo que não sejam os "perfeitos" para nós, serão de bom proveito e auxílio para nossa saúde.
Nesta hora que devemos ser mais "humildes" nas nossas escolhas e fazermos o esporte que, mesmo não sendo o perfeito, seja exequível de forma bem adaptada à nossa vida.

Obs.: a "semente do Himalaia" foi usada como ilustração do foco que às vezes temos em coisas pequenas, ao invés de vermos o todo e o ganho geral.

EXAMES ANTES DE EXERCÍCIOS

Muitas pessoas me perguntam se devem fazer exames antes de iniciar um programa de exercícios.
Se possível, devemos ir ao médico a partir de certa idade para exames de rotina fazendo ou não exercícios.
Se devemos ir ao médico por algum motivo iremos, independente dos exercícios.

Explicando melhor, se uma criança saudável corre, não precisa ir ao médico para saber se pode correr.
No outro ponto extremo, se uma pessoa de 90 anos com Pressão Alta e Diabetes vai começar a correr ou não, é irrelevante, pois de tempo em tempo, pela própria condição, ela deve consultar o médico.

Se fizermos exercícios e nos alimentarmos bem na maioria do tempo desde jovens, não teremos que nos preocupar em ir ao Médico a não ser para exames de "rotina" ou quando passamos mal.
Se nos alimentarmos mal, não fizermos exercícios, se estamos fora do peso, estressados e nos sentimos péssimos, devemos ir ao médico de qualquer jeito independente de exercícios.

Neste último caso, se você está muito fora de forma e com problemas de saúde, convém sim ir ao médico antes de começar suas atividades físicas.
Também, se possível, ser orientado por um profissional qualificado para saber como começar de forma segura.
Inicie suas atividades aos poucos, com objetivos a longo prazo para evitar lesões.

Faça uma análise da sua vida e veja o que você precisa.
Não deixe para ter mais saúde depois, comece a ser mais saudável o mais rápido que puder.
Se você for saudável, vai precisar de menos médicos e exames.
Se for menos saudável, precisará gastar mais tempo em consultórios, clínicas e hospitais.

Use o bom senso e veja o que precisa.
Não faça nenhuma tolice e não comece no primeiro dia a correr uma maratona, vá com calma.
Mas também não deixe, ao menos, de dar umas caminhadas e tentar se alimentar melhor.
Você é que, na maioria das vezes, escolhe se precisa ir ao médico ou não dependendo de como você cuida de sua saúde.

Tenha bom senso.

OS LIMITES DE CADA UM

Na Área de Saúde da Bastter.com, vi uma discussão enorme sobre "quando" devemos parar de correr antes que nossas articulações sejam danificadas.

Começando pela infância, assim que a criança inicia a caminhar, ela já quer correr. E ri quando corre, se diverte correndo. A corrida e natural para o ser humano.

Mas não estamos completamente adaptados para sermos bípedes. A evolução só chegou até certo ponto, então é normal quando atingimos certa idade, sentirmos dores na coluna e nos joelhos (correndo ou não correndo, exercitando ou não exercitando).

O que posso dizer desses vários anos trabalhando em saúde é que, sem exercícios físicos, vivemos menos em média e, pior ainda, nossa saúde fica debilitada diminuindo muito a qualidade de vida. Fica mais difícil levantar, sentar, caminhar, dormir, digerir, dirigir, respirar ou mesmo ficar tranquilo no seu canto, quando você não é saudável.

Acredito por experiencia (mais do que por estudos) que sem atividades físicas fica muito difícil ter uma boa saúde na vida moderna. Não importa a atividade que faça, movimente-se, exercite-se, pratique esportes. Desta forma você vai ter mais saúde, viver mais e com melhor qualidade de vida.

Daí para "quanto você deve correr" é uma questão de treinamento, adaptação da atividade às suas possibilidades e principalmente bom senso.
- Se é uma pessoa treinada, vai poder correr mais. Se não costuma fazer nenhuma atividade física, vai correr menos.
- Se tem problemas na coluna e joelhos, provavelmente não vai correr muito. A adaptação melhor será, por exemplo, a Natação ou talvez o Ciclismo.
- Se tem bom senso, vai correr somente o necessário para se manter saudável sem correr riscos. Se quer competir em Maratonas, será mais fácil ter problemas nas articulações e mais difícil ter problemas cardiorrespiratórios, que são normalmente muito piores do que problemas articulares. Enfim... Bom senso!

Só dando um exemplo, conheci um atleta que corria do Rio de Janeiro a Petrópolis (ida e volta) algumas vezes por ano, só por diversão. Ainda por cima corria descalço. Não acho que seja saudável fazer isso (na minha cabeça, do meu modo de pensar), mas ele foi campeão em Triátlon, Ironman, Superman etc. Isto com quase 50 anos de idade, tendo competido por décadas.

Então eu posso "achar" o que eu quiser, mas para este atleta foi "correto" correr descalço feito um louco pela estrada. Ele sempre foi muito saudável, ganhou dinheiro competindo, era muito feliz tendo a atividade física como profissão.

Se almejar um objetivo físico proporcional à sua capacidade, fazendo exames médicos pertinentes e com um treinador que te direcione, as chances são enormes de ter uma vida mais saudável podendo desfrutar mais de tudo que ela te oferece, desde brincar com seus filhos a viajar pelo mundo afora.

Seja saudável!!!

ATIVIDADE FÍSICA - RECREAÇÃO, ESPORTE, COMPETIÇÃO, PROFISSIONAL

Há várias formas de praticar Atividades Físicas.
Cada uma delas se adapta melhor a um indivíduo.
Você pode se divertir ou até ganhar seu sustento se exercitando.
Então, qual a diferença entre Recreação, Esporte, Esporte de Competição e Esporte Profissional?

A Recreação é uma atividade física que se faz sem ter objetivos de performance.
Ou seja, você faz a atividade sem compromisso de tempo, pontos, melhora, nenhum objetivo concreto.
Por exemplo: passear, jogar vôlei "sem contar pontos", brincar com uma bola de futebol, pegar onda por diversão, esquiar para se divertir, fazer musculação sem se importar com aumentar pesos ou repetições.

Esporte é uma atividade física dividida em 2 grupos:
1- Temos um objetivo concreto de Pontuação (como fazer mais gols que o outro competidor, mais pontos de qualquer natureza, derrotar um adversário).
Neste tipo entra Preparo Físico, mas muita Técnica também e participamos sempre em relação a como o adversário atua.
Exemplo: Vôlei, Futebol, Basquete, Judô, Boxe, Tênis de Mesa, Paraquedismo, Esqui (mas todos com objetivo de pontuar mais e/ou derrotar um adversário).
2- Temos a melhora de Performance no geral (independente dos outros competidores, temos que melhorar o máximo possível).
Neste tipo entra basicamente Preparo Físico, com a Técnica somente relacionada à melhora da Performance.
Exemplo: Corrida, Natação, Ciclismo, Levantamento de Pesos, Atletismo em Geral e até Musculação, mas se estivermos comprometidos com aumento de Performance.

Esporte de Competição é o Esporte puro e simples voltado para competir.
Desta forma o treinamento é norteado pela Competição e pelo ganho de Técnica e Performance para aquele objetivo específico.
Qualquer Esporte pode ser feito somente pelo fato de fazer Atividades Físicas ou com objetivo específico de competir contra algum adversário em algum evento (Copa do Mundo, Torneio do Bairro, Corridas de Rua, Travessias no Mar, Tour de France de Ciclismo, etc.).

Esporte Profissional também é dividido em 2 grupos:
1- Competitivo, onde vemos atletas que jogam Vôlei e Basquete, por exemplo, Nadam, Pedalam, jogam e competem contra adversários de alto nível, sempre com objetivo de ganharem competições e ganharem dinheiro com isso (através de prêmios e patrocínios)
2- De Demonstração, onde os atletas dão Shows como Bikers que saltam rampas enormes com suas bicicletas, Surfistas que pegam ondas gigantes, Dançarinos que se apresentam em teatros ou circenses, sempre com objetivo de conseguir dinheiro através de patrocínios ou de cobrança de entradas para o espetáculo.

Enfim, alguma Atividade Física com certeza vai se adaptar a você.
E não quer dizer que uma seja melhor do que a outra, porque se você passar a semana inteira descendo montanhas de neve com seu Snowboard só para se

divertir (Recreativo), pode ser que gaste muito mais calorias e tenha melhor ganho de preparo físico do que competindo um torneio de Vôlei com sua turma de bairro (Esporte de Competição).

Mas o que importa não são as calorias que você vai gastar e sim você conseguir fazer uma Atividade Física de forma constante, sempre tentando melhorar um pouquinho que seja, para assim ter ganhos significativos em sua Saúde.

INTENSIDADE DOS EXERCÍCIOS

Do que EU sei, com a experiencia que eu tive na minha carreira:

- Sedentarismo: esquece!!!!
- Exercícios leves: fazem bem à saúde, poucas chances de lesão.
- Exercícios moderados: fazem muito bem à saúde, poucas chances de lesão.
- Exercícios moderados/alta intensidade: fazem muito bem à saúde, maiores chances de lesão.
- Exercícios intensos/ profissionais: fazem bem à saúde até certo ponto, pois têm mais chances de lesão.

Obs. 1: quem faz exercícios leves, tem mais chances de "enrolar", então num todo, não indico, pois normalmente não leva a nada.

Obs. 2: exercícios moderados para alta intensidade, indico na "grandessíssima" maioria dos casos, pois traz um bem fenomenal à saúde, apesar de ter sempre uma chance de lesão. Como não é extremo, a lesão poderá ser tratada antes de chegar a um ponto irreversível, na maioria das vezes.

Obs. 3: exercícios de altíssima intensidade/profissionais normalmente não indico, pois levam à lesão principalmente das articulações, o que te deixa de "molho" e leva a ficar sem fazer exercícios por um tempo (para recuperar da lesão).
Acaba tendo um lado ruim presente. A menos que você ganhe dinheiro com este esporte para compensar o risco, não vale a pena.

EU passei a maior parte da minha vida fazendo exercícios de "altíssima intensidade".
Mas como trabalho com esportes, sei me cuidar melhor do que a maioria dos que não são da área.
Porem sou todo arrebentado nas articulações, apesar que continuo fazendo vários esportes.
Como dito acima, o lado "negro" é que às vezes tenho que ficar no "estaleiro" sem atividades, pois estou machucado 1 a 2 vezes por ano.

Hoje em dia, prefiro de média/alta intensidade, sem extremos, mas isso depende de cada um.
Tem gente mais competitiva, outros mais preguiçosos, outros mais animados, outros menos.
O tipo / intensidade / frequência de exercícios vai depender da característica de cada um.
Não há formula.

12 MINUTOS

Este foi meu relato, que fiz há algum tempo:

"Estou com o ombro ruim e não posso fazer a maioria dos esportes nem malhar direito.

Vou para a academia só fazer fisioterapia 4x / semana, além de uns abdominais e uns poucos exercícios de perna que consigo.

Já que não posso correr direito, faço Transport/Step.
Comecei somente com 5 minutos para aquecer (no nível 8 a 130 rpm, só para referência).

Meu pulso chegava a 165 bpm aos 5 minutos.

Depois de 3 semanas estou fazendo 12 minutos com a mesma carga e velocidade, só que agora meu pulso só chega a 153 bpm mesmo fazendo bem mais tempo.

Em 5 minutos de treino, hoje chego só a 145 bpm (quando há 3 semanas chegava em 165 bpm neste mesmo tempo e carga).
Isto quer dizer que mesmo fazendo somente 12 minutos, consegui alguma melhora cardiorrespiratória."

Então... Você que acha que não serve de nada fazer pouquinho exercício, saiba que se fizer com boa intensidade mesmo que seja pouca duração, vai ter algum ganho.

Melhor que não fazer nada com certeza ou, até mesmo, melhor que fazer uma atividade com pouco esforço por mais tempo.

VALÊNCIAS FÍSICAS

Com a idade, vamos perdendo a Resistência, Força, Velocidade, além da Disposição.
Para ser bem técnico quanto a isso:

- Perto de uns 40 anos estamos no auge da nossa Resistência Geral.
Só ver as provas de Double Ironman, Superman, Ultra sei lá o que... Normalmente, os atletas por volta de quarenta anos ganham estas competições. Mais pela parte psicológica que física (aguentam sofrer mais), mas o corpo ainda responde muito bem à Resistência Geral nesta idade.

- Quanto à Força, podemos ganhar até por volta dos 50 anos.
Claro que a estrutura geral não ajuda com mais idade, então um indivíduo de 50 anos pode, "muscularmente", ser capaz de levantar muito peso, porem este peso será limitado devido a problemas nas articulações, que são comuns em quem tem 50 anos.

- Velocidade não tem jeito, porque perdemos antes dos 30 anos.
Os campeões de "*Sprints*" são sempre jovens, vinte e tal, raramente mais de 30 anos.

- A Disposição... Esta sim vai por água abaixo.
Com 20 anos não conseguimos ficar quietos.
Queremos sempre fazer alguma coisa, mas passando dos 30 anos, realmente a disposição vai caindo pouco a pouco, junto com nosso metabolismo.
São raras as pessoas que conseguem seguir fazendo esportes e outras atividades do dia a dia quando chegam aos 50 anos, com a mesma "vontade" que faziam quando tinham 20 anos.

Estes números, às vezes, não parecem muito certos, porque vemos, por exemplo, jogadores de Futebol se aposentando mais cedo.
Isso ocorre por vários motivos como lesões, chegar ao topo mais jovem, não precisar mais do dinheiro que o esporte paga e outros diversos motivos.

Enfim... A vida vai passando e temos que aproveitar o quanto podemos em cada idade.
O que se ganha com o passar do tempo, é a experiência.
Então devemos usar o máximo dela para adaptar o dia a dia a cada etapa de nossas vidas.

Nunca é fácil viver.
Sempre temos que fazer escolhas e, dependendo delas, nossa vida será melhor ou pior.
Vamos tentar o lado melhor.

OVERTRAINING

Agora falarei sobre o "*Overtraining*", em português "Sobre-treinamento", mas quase nunca usado no nosso idioma por pessoas da área de esportes.

O *Overtraining* acontece quando não recuperamos o suficiente entre "várias" sessões de treinamento físico.
Na teoria, é simples assim.
Na prática, você se sente muito cansado e não se sente bem nas atividades físicas.
Seu rendimento piora.
Pode ter dores de cabeça, dificuldade para dormir, alterações de humor, falta de concentração, alteração do apetite.

Mas como fazer para evitarmos entrar em *Overtraining*?
Para responder de forma mais fácil, preciso falar um pouco mais sobre o assunto.

Quando treinamos muito forte por 2 ou 3 dias seguidos, ficamos cansados, mas isso não é *Overtraining*.
Quando não nos alimentamos bem por alguns dias seguidos, ficamos mais cansados também, com produtividade reduzida.
E quando não dormimos o suficiente por um período, ficamos da mesma forma (ou até mais) cansados, sem concentração, talvez até com dores de cabeça.
Mas basta descansarmos um par de dias, nos alimentarmos bem, dormirmos direito, que voltaremos a treinar normalmente em seguida e temos nossa vida de volta.

O *Overtraining* seria uma "sucessão de cansaços seguidos", quando seu corpo não consegue recuperar por falta de repouso da musculatura exigida, falta de descanso ou falta de nutrientes, por um período maior do que um par de dias somente.
Então você precisa de intervalos regulares entre os treinos mais fortes, comer o suficiente e descansar bastante para repor o necessário e estar preparado para treinar de novo.

Voltando à pergunta:
Como fazer para evitarmos entrar em *Overtraining*?

- Não treinar no máximo de intensidade ou esforço seguidamente.
- Quando treinar muito forte, no treino seguinte diminuir a intensidade e o esforço geral da atividade.
- Controlar seu peso na balança, porque se estiver diminuindo muito rápido, é que precisa mais repouso e comida.
- Não treinar demais se não está dormindo bem ou se alimentando bem.
- Ter sempre no mínimo um dia de repouso por semana, sem atividades físicas.
- Comer com boa qualidade em períodos curtos, principalmente perto da hora do início e do fim do treino.
- E principalmente, se começar a se sentir mais cansado que o normal, ter dificuldade para dormir, ter o estado de humor alterado ou ter o apetite alterado, pegar mais leve nos treinos ou até deixar de treinar uns dias para recuperar o necessário.

Seguindo estas dicas, fica mais difícil entrar em *Overtraining* e poderá manter seus treinos normalmente por todo o ano.
Bons treinos e boa saúde!!

ESPORTES RADICAIS

Muita gente pensa que todos os esportes considerados radicais são perigosos.
O perigo, a princípio, é ditado pela estatística.

Por exemplo, mais de 3.000.000 de saltos de paraquedismo são dados em um ano nos Estados Unidos.
A média de fatalidade é em torno de 10 pessoas por ano nas últimas décadas.
Ou melhor, um percentual irrisório.
E destas 10 pessoas, alguns morrem por problemas não relacionados com "a atividade Paraquedismo", mesmo que seja durante a execução do esporte.

O *BASE Jump* já é outra história. São muito menos saltos dados por ano (acredito que nem 10% do número de saltos de paraquedas, não tenho números concretos, pois não é uma atividade regulada oficialmente).
Mas a média anual de fatalidade do *BASE* é mais que o dobro da média anual de fatalidade do Paraquedismo.
Na conta então, é no mínimo 20 vezes mais perigoso *BASE Jump* do que Paraquedismo.

Não sou contra o *BASE Jump* ou a favor do Paraquedismo.
Acho que cada indivíduo deve fazer o que quer e arcar com as consequências.
Tanto no esporte quanto no resto da vida, como na escolha do que comer, onde trabalhar, onde morar, quanto poupar, com quem casar, ter filhos ou não, etc.

Acredito que, por exemplo, morar numa cidade grande e com alto índice de criminalidade será muito mais perigoso para sua vida do que saltar de Paraquedas ocasionalmente.
Está bem que você se expõe saltando de um avião, apesar que não são todos os dias que você vai saltar, e claro que há risco.

Só que, juntando caminhar na rua de uma cidade grande, dirigir no trânsito louco, ser submetido a estresse diário, ter a possibilidade de ser assaltado muito maior que em várias outras cidades menores, perigo de desmoronamento e enchentes, acidentes, explosões, terrorismo, bala perdida... Sendo que isso multiplicado por TODOS os dias do ano, fazem com que você se exponha muito mais ao "risco" do que praticando um esporte radical ocasionalmente e morando em uma cidade mais tranquila.

Existem esportes radicais que tem fama ruim.
o Kite Surf quando começou, machucou muita gente.
Levamos algum tempo para entender que aquelas "linhazinhas" que ligam o Kite ao nosso corpo podem ser usadas para decapitar alguém.
Quando entendemos isso, o esporte passou a ter um risco mínimo.

Já o Ski e o Snowboard são esportes que machucam muito, muito mesmo!
Mas quase sempre é só um joelho torcido, um ombro deslocado, um punho quebrado.
Raramente é fatalidade ou algo muito grave.

Também há o sensacionalismo ou as casualidades.

Se alguém conhecido mundialmente morre esquiando, sai em todos os jornais, na TV, o mundo todo comenta... Então, todos passam a ter medo do tal esporte porque é criado um pânico em cima do mesmo.

Apesar deu ter falado sobre "probabilidades" e "fatalidades", a verdade é que se você fuma, bebe álcool, come mal e não se exercita, está muito mais propenso a morrer cedo e, pior, levar uma vida horrível com uma saúde deplorável que vai atrapalhar desde você brincar com seus filhos a amarrar seus sapatos - sem contar com os remédios, impotência sexual, problemas gástricos, hepáticos, psicológicos etc.

Enfim, são escolhas que temos que fazer a cada poucos segundos de nossas vidas, como ir pela esquerda ou direita, aceitar uma atitude de nossos filhos como normal ou com uma possível repreensão, decidir levar uma vida sem emoção alguma ou ir fazendo qualquer loucura que apareça pela frente.

Tem gente que não acha que vale a pena viver sem usar drogas, tem gente que não vive sem esportes radicais, tem gente que não vive sem comer besteiras super prejudiciais à saúde, tem gente que faz todo tipo de coisas para ter algum sentimento na vida.
O que normalmente sabemos, é que é quase impossível ser exemplar em tudo que você faz, não brigar nunca com ninguém, não fazer nada perigoso, só comer saudável, ser o funcionário padrão por meses seguidos - isto sim é um caminho para o suicídio (usando uma figura de expressão).

Normalmente, o caminho "menos" doloroso agora, será "mais" doloroso no futuro - tanto em poupar capital, como em se alimentar, em fazer esportes de risco, em viver emoções, quanto em usar drogas ou álcool ou fumo ou comida imprópria para saúde.

Mas também você pode ser super saudável e politicamente correto, mas o prédio ruir na sua cabeça um dia qualquer, como realmente aconteceu com um amigo meu que estava caminhando pela rua no Centro do Rio de Janeiro, num dia normal de trabalho e caiu um granito de uma obra na cabeça dele. Isso faz anos. Ele ficou em coma por muitos meses e até hoje sofre com alguns problemas pelo acidente, mas felizmente leva uma vida normal e até aproveita mais por ter o que já passou de referência.

Não temos certeza de nada e não sabemos o que vai acontecer quando virarmos a esquina, mas temos sempre que fazer escolhas a cada segundo, tomar decisões importantes quase todos os dias, direcionar nossas vidas da melhor maneira possível.

Escolhas - este é o resumo das nossas vidas.

ALIMENTAÇÃO x EXERCÍCIOS

Há muita controvérsia quando se fala em Alimentação pré, durante e pós exercícios.
Existem várias correntes, cada uma indo para um lado diferente (como sempre acontece quando se fala em Alimentação).

Para fazermos um breve resumo, vou colocar diretrizes bem simples que servem bem de um modo geral.
Não que seja verdade absoluta e a melhor forma de se alimentar, mas ao menos e uma forma "segura".

Antes de qualquer atividade física, você deve comer algum alimento fácil de digerir entre 60 minutos e 30 minutos antes.

Durante a atividade física não há necessidade de ingerir alimentos se for menos de 2 horas de duração.
A partir de 2 horas seria bom ingerir alimentos de fácil digestão também.
E se a atividade for de menos de 2 horas, mas muito intensa, alimentos "talvez" possam ser incluídos, dependendo de vários fatores (são muitos para serem descritos aqui de forma simples).

Após a atividade física, devemos ingerir algum alimento entre 30 minutos e 60 minutos como regra geral (dependendo de nosso objetivo, um ou outro tipo de alimento se adapta melhor).

Abaixo, darei dicas soltas que acredito complementarem bem as diretrizes básicas acima.

- Hidratação é muito importante, então "água" pode entrar em pequenas doses antes, durante e após o exercício.
- Quanto mais longo o exercício, mais água.
- Quanto mais alta a temperatura ambiente, mais água.

- Alimentos de fácil digestão para antes das atividades físicas incluem frutas (banana, maçã, pêra, uva, melancia, figo, etc.), barras de cereal (de preferência sem muito açúcar), iogurte com aveia, granola e até uma bolacha ou biscoito em pequena quantidade.

- Dependendo de seu organismo, temperatura ambiente, tipo de atividade física, nível de treinamento e outros fatores, um alimento ou outro adaptar-se-á melhor.

- Durante a atividade física de longa duração, podem ser usados produtos específicos para este fim (repositores, energéticos etc.) mas eu particularmente prefiro frutas.

- Se for uma atividade muito longa (normalmente mais de 2 horas) e muito intensa, deve-se ingerir algum alimento a cada período de tempo, que pode variar muito. Normalmente a cada 30 minutos partir da primeira ou segunda hora de treino (novamente, é muito pessoal esta medida).

- Ah... Já falei sobre tomar água? Sim, mas vou repetir:

É muito importante, não só durante as atividades físicas como no resto do dia.

Espero que aproveitem as dicas.

EXERCÍCIO EM JEJUM

Esse foi um dos tópicos mais polêmicos de um dos Chats que eu dei sobre Emagrecimento.

Independente se você quer queimar gordura subcutânea ou visceral, se quer emagrecer, se tem alguma religião que influencie seu jejum, vai treinar forte ou fraco, com VO2 alto ou baixo... bla... bla... bla...

O MEU ponto de vista é que você NÃO deve fazer exercícios em jejum porque:

1- É mais SEGURO comer algo antes de exercitar-se.
Não ingerir nada por várias e várias horas antes de se exercitar, pode causar tontura, mal-estar, queda de pressão, desconforto em geral.

2- Sendo "normalmente" mais desconfortável fazer exercícios em jejum, a ADESÃO ao exercício "tende" a diminuir.
É mais fácil fazer exercícios sentindo-se bem do que se sentindo mal.Então, será mais fácil manter sua atividade física se ela for mais confortável por mais dias, meses, anos, décadas.

3- A PERFORMANCE do exercício em jejum é pior do que se o indivíduo se alimenta "corretamente" antes do exercício.
Com a melhor performance, a longo prazo, o Emagrecimento será maior porque gastará mais calorias tendo um desenvolvimento melhor no esporte.

Essa é só a minha opinião, baseada na minha experiencia, com meus atletas / alunos / pacientes.

REGRA SIMPLES DE ALIMENTAÇÃO

Está acima do peso?
Coma menos.
Está abaixo do peso?
Pode comer mais, sem abusar.

Não sabe o que comer?
Escolha o alimento mais nutritivo com menos ingredientes artificiais.
Sabe o que comer, mas o alimento é cheio de gorduras e açúcares?
Coma pouco e compense na atividade física.

Está com sede?
Beba água.
Não está com sede?
Não precisa beber.
(a menos que esteja várias horas sem ingestão de líquidos, então beba)

Enfim, sempre bom senso e harmonia com a vida.

Mais calor = mais liquido.
Mais exercício = mais liquido e mais comida.
Alimentação mais natural = mais saúde.
Alimentação com mais aditivos químicos = menos saúde.
("natural" não quer dizer produtos de lojas que se dizem "naturais", tome cuidado)

Não complique, mantenha simples!

COMO CONTROLAR ALIMENTAÇÃO

Se eu relaxar e fizer TUDO que me dá vontade, eu comerei sorvete TODOS os dias.
Eu considero, na prática, a compulsão pelos doces como "vício".
É uma questão de interpretação do que é "vício", porque TECNICAMENTE compulsão não é vício, mas uma expressão que usamos.

Então tento limitar a alguns dias por semana a ingestão de sorvete e/ou quantidade que tomo do mesmo.
Nos outros dias que não como sorvete, como pipoca sem gordura para encher a barriga (só milho no ar quente) ou como alguma massa / pão / Carboidrato (CH) como num sanduíche (mas tento o mais saudável, não como Hambúrguer de Fast Food).
Sem nenhum CH perto da hora de dormir, acordo no meio da noite faminto.

Claro que cada um tem sua "porcaria comestível" preferida.
Mas desta forma podemos variar e, ao menos, não comer a mesma porcaria todos os dias.
Já variando está melhor que ingerindo a mesma coisa "ruim" para a saúde sempre.

Mas às vezes não dá... Não consigo comer um picolé somente, às vezes como dois ou três.
Então se abuso um dia, tento maneirar no outro, pois tem dias que estamos mais fortes para resistir, tem dias que estamos mais fracos e não resistimos.

Acredito que seja um equilíbrio entre o "cortar todo doce / sanduíche / porcaria" e o "comer o quanto quiser de besteirada".
É uma balança muito delicada, onde às vezes conseguimos, às vezes não.

Para mim, a única forma de fazer essa balança funcionar é pondo um LIMITE:
De peso, ou dias de semana que como sorvete, ou quantidade de sorvete, ou um mínimo de exercício para comer sorvete depois.
Digo sorvete para mim (que é meu "vício"), mas cada um tem sua porcaria preferida para comer.

Se deixar SOLTO, sem controle, vai comer porcaria a vida toda.
Se tiver controle TOTAL por um tempo, vai acabar se descontrolando um dia e caindo de novo em comer que nem louco.

Faça o que for possível para você fazer, alguns dias mais, outros menos, sem neurose absoluta (por exemplo, se pesar e se medir todos os dias), mas também sem relaxar demais (por exemplo, nunca pesar na sua vida)

OBS.: quando eu digo "pesar", pode também ser outra medida, pode ser sentindo se a roupa está apertada, se aquela calça mais justa não entra em você, até uma fita métrica para medir o abdômen de vez em quando.

Enfim, vamos fazer o que podemos... O máximo que podemos para ser saudáveis.

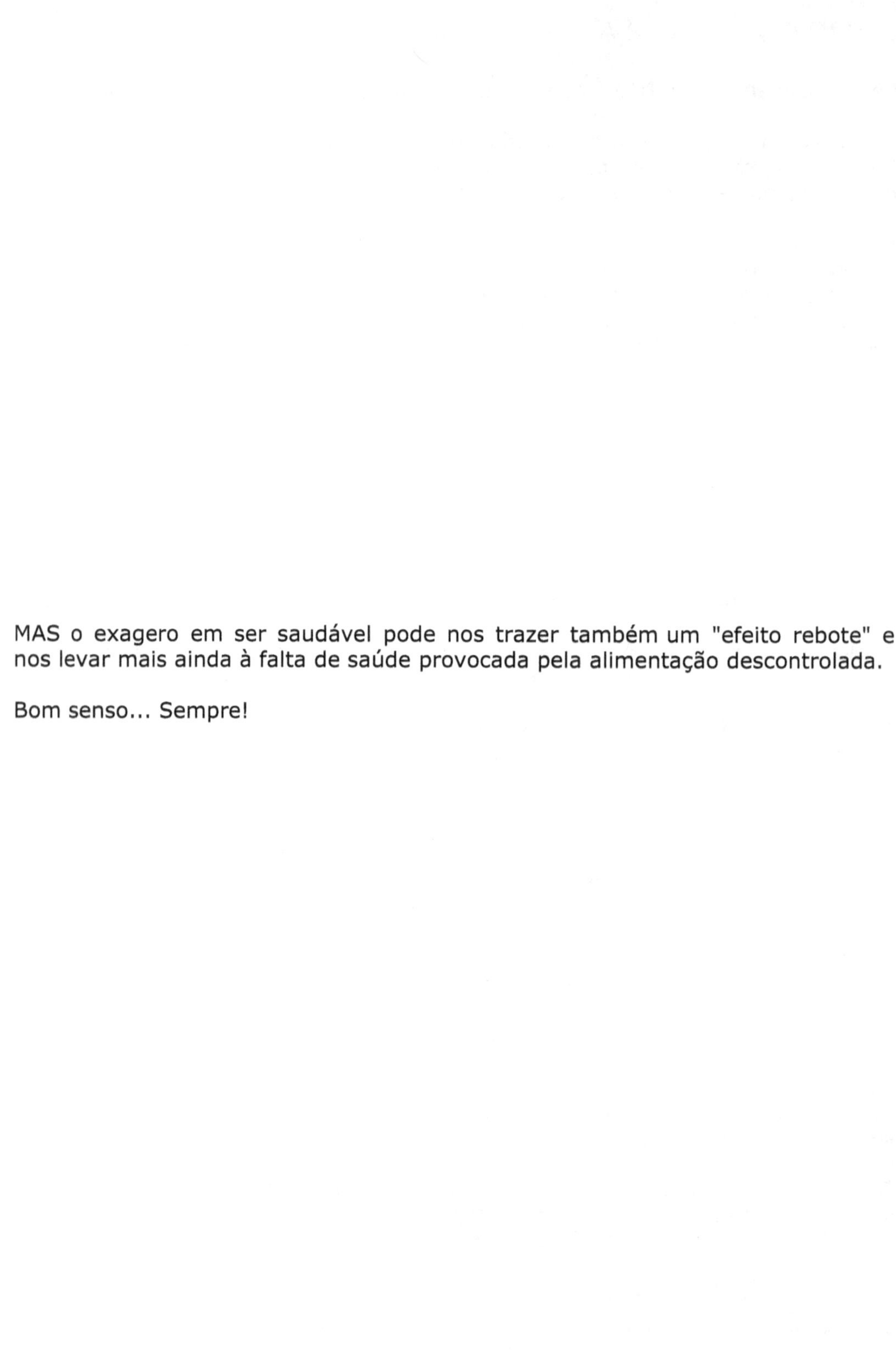

MAS o exagero em ser saudável pode nos trazer também um "efeito rebote" e nos levar mais ainda à falta de saúde provocada pela alimentação descontrolada.

Bom senso... Sempre!

COMER MUITO

Hoje em dia, na nossa sociedade ocidental, comer exageradamente é muito comum.
Não que seja boa a prática, mas é muito comum, basta ver o crescimento do índice de obesidade na nossa sociedade.

Enfim, sei que é difícil, requer esforço, mas é possível sim comer menos.
Se você já consegue comer alguns alimentos saudáveis, uma das formas de comer menos "porcarias" é, antes de comer MUITO, fazer um pratão de salada com muitas folhas.

Desta forma você come muito, mas folhas que não têm tantas calorias.
Assim o "hábito" de comer funciona, passa a vontade de comer por ansiedade (ou ajuda a passar), além de q diminui o IG (índice glicêmico) de qualquer porcaria que você for comer depois da salada, pela mistura com as folhas que comeu antes.

Outro habito recomendável é, quando "souber" que vai comer muito, faça um esporte logo antes ou depois.
Exemplo: batizado do meu sobrinho, sabia que iria comer um montão de brigadeiros e bolinhas de queijo, então antes, pela manhã, eu fui à praia correr o que podia, e fiz até 1km mais do que o costume pela "culpa" que iria comer muito depois.

Isso acelerou meu metabolismo, fez meu corpo gastar assim mais calorias por algumas horas.
É uma forma de ser "menos pior" eu comer aquela porcariada toda.

Outra possibilidade é escolher ONDE vai comer ou, no caso de comer em casa, O QUE comprar no supermercado.
Se for num rodizio, ferrou... Tem que fazer o pratão de folhas antes (pode ser mais que um prato também).
Se for em casa, só vá fazer compras de barriga cheia (o que evita a tentação de comprar "besteiradas") e, ainda por cima, evite a qualquer custo passar nos corredores de doces e afins.
Saia já com a lista de compras da sua casa e foque nela.

DIETA EXTREMA

Quer perder 10 kg em 1 mês?
Quer emagrecer muito e rápido?
Seus problemas acabaram... É só não comer!!!
:)

Parece fácil, mas não é assim.
Existem algumas relações na perda de peso que devem ser estudadas antes de qualquer tentativa de emagrecimento ou programa alimentar com este fim.
Vou resumir o mais básico:

1- Quanto mais rápido você perde peso, maiores são as chances de ganhar rápido o mesmo peso perdido.
Isto quer dizer que, se você perde 3 kg em uma semana, se descuidar na semana seguinte ganhará os 3 kg de volta.
Se você perder 10 kg em um mês, quer dizer que no mês seguinte, se você descuidar, vai ganhar de volta os 10 kg que perdeu.
Então você pensa: "eu não vou descuidar".
Mas é quase impossível não descuidar, pois não somos máquinas "programadas" para não comer, ao contrário, fomos "programados" para comer e estocar energia (na forma de gordura), então não conseguimos manter uma dieta hipocalórica por muito tempo.

2- A comida é um prazer fácil, barato e o único que temos desde que nascemos até que partimos.
Prazeres não são cortados da nossa vida facilmente, normalmente o que conseguimos é substituir um prazer pelo outro.
Então quando você fizer uma mudança alimentar na qual retire da sua vida algo que te dê prazer, tente substituir por algum outro prazer que seja saudável.
Normalmente substitua por outro alimento menos calórico e mais nutritivo, que ao menos seja saboroso.
Pode substituir também por esporte, estudo, sexo, filme, trabalho comunitário, etc...
Tirar comida saborosa e ficar em casa de braços cruzados se lamentando, não dá certo.

3- Remédios para emagrecer não duram para sempre.
Quando você emagrece com ajuda de alguma droga, as maiores chances são de você engordar novamente quando a droga for retirada.
O corpo se acostuma com a droga (seja ela qual for) e na hora que você a retira, o corpo volta ao estado anterior.
Além do mais, todas as drogas utilizadas para emagrecimento que são eficazes, normalmente fazem muito mal se utilizadas por longos períodos.

4- Somente mudanças alimentares não são muito eficazes na manutenção do emagrecimento.
Se deseja mesmo emagrecer, deve mudar seus hábitos de vida.
Se possível incluir atividades físicas ou, se já praticar esportes, aumentar o volume da prática.
Pode ser até que você consiga emagrecer sem atividades físicas, mas manter o peso que conseguiu fica mais difícil sem exercícios.

Mudar os hábitos pode ser também sair com amigos diferentes, que sejam mais saudáveis.
Pode ser sair mais com sua família e fazer programas ao ar livre ao invés de ficar em casa assistindo TV e comendo "cheesiritos e popa-pola".
Pode ser mudar o tipo de restaurantes que frequenta, indo menos a lugares onde se paga fixo e pode comer quanto quiser e ir mais a lugares com melhor qualidade e menor quantidade.

Em resumo, se quiser emagrecer, faça suas mudanças alimentares com calma, uma de cada vez, pouco a pouco.
Além disso, tente ter mais prazer em outras coisas que não sejam somente alimentos e bebidas, evite qualquer droga para te ajudar a perder peso e mude seus hábitos de vida, fazendo mais esportes e estando com pessoas mais saudáveis em ambientes mais saudáveis, se possível.

SUPLEMENTOS NUTRICIONAIS E OUTRAS "BOMBAS"

Este é um assunto muito polêmico.
Então antes de começar a dissertar:
Não escrevo sobre estes produtos para dizer se sou contra ou a favor.
Não digo se você tem que tomar ou não tem de tomar.
Abaixo, só coloco alguns fatos que observei ao longo de muitos anos trabalhando com Saúde e com preparação de Atletas.

Pelo meu modo de ver a Saúde, não tomo por minha conta nenhum remédio, Complemento ou Suplemento Nutricional, a não ser que o mesmo seja indicado por um Médico ou Nutricionista.
Se o Médico me passar algum medicamento (vitaminas ou minerais ou antibióticos ou qualquer outro), claro que tomo... Ou mudo de Médico se não estou satisfeito.

Há muitos Suplementos com diversas funções, mas sempre há um lado negativo em todos eles, como em quase tudo na vida.
Então antes de tomar qualquer produto sem ter certeza do que tem dentro e como vai atuar em seu organismo, converse com quem sabe mais e se informe ("Dr Google" não vale...).

- Vitaminas e Sais Minerais: normalmente se nos alimentamos bem, teremos todos os nutrientes necessários.
O excesso de Vitaminas e Sais Minerais podem trazer problemas também (fígado, rins etc...), então, a não ser que seja recomendado por um Médico ou Nutricionista, não devemos tomar estes suplementos vitamínicos e minerais.

- Proteínas: se comemos carne (vermelha, branca, peixe...) e ovos, não precisamos de mais Proteína.
Se por acaso fôssemos competir em Fisiculturismo ou fôssemos Atletas Profissionais, poderia ser que necessitássemos de complementação.
Não creio que compense ingerir mais Proteína, principalmente sintética, para ganhar 1 segundo numa prova ou conseguirmos mais meio centímetro na circunferência do braço; isso se, por acaso, a propaganda do produto funcionar como prometido.
Além do mais tem de gente que, por excesso de Whey Proteína, BCAA, etc., acaba no Médico por problemas de fígado.
Então, devemos pensar e pesar bem antes de tomarmos algo que nem temos certeza do conteúdo, pois normalmente este tipo de Suplemento não é controlado por nenhum órgão em termos de composição.

- Estimulantes: todos os produtos que se destinam a estimular suas atividades físicas e "realmente" estimulam, causam dependência com uso contínuo.
Além de possíveis problemas de fígado e rins, também podem ser altamente contraindicados a pessoas com problemas cardíacos.
Se procurarmos todos os tipos de estimulantes, há até os que funcionavam bem quando foram lançados, mas foram proibidos depois de um tempo ou tiveram que mudar a fórmula para algo que não funciona tão bem (por efeitos colaterais da fórmula original).
Se são extraídos diretamente de fontes naturais e tomados em excesso, causam taquicardia (café e guaraná em pó, por exemplo).

Existem também os estimulantes para beber em "latinha", que são uma química danada e só fazem mal (a menos que você esteja em uma festa *"Rave"* drogado e não ligue para isso, hehehe...).
Vi algumas pessoas que tomaram estimulantes acabarem muito mal, pois ficaram dependentes, sempre aumentando as doses e, depois de uns anos, não funcionava mais; sentiam-se mal de tanto que tomavam e, então, a performance caiu exponencialmente quando foram obrigados a parar o consumo.
Algumas delas tornaram-se obesas porque não conseguiam fazer mais atividades físicas sem os estimulantes, que agora passaram a fazer mal a elas.

- Hormônios: fique longe.
A não ser prescrito por um endocrinologista para algum problema que você tenha, fique longe.
Tem boas chances de dar problemas e, quando dá, normalmente é câncer ou algo que desregula todo seu corpo.

Como trabalho com Saúde há vários anos, já vi muito acontecer.
Já passei por moda de todos os tipos de Suplementos e, se estes produtos funcionassem e não provocassem problemas, ainda estariam no mercado.
Mas as modas vêm e vão, os produtos mudam, as pessoas em sua maioria nem sabem dos problemas que podem ter.

Cada um leva sua vida e faz suas escolhas como achar melhor.
Contanto que não estrague o jardim do vizinho, você pode mexer no seu jardim à vontade.
Mas sempre faça uma previsão do que pode dar certo e errado cada vez que você faz uma mudança, principalmente com sua Saúde.

COMO ESCOLHER A COMIDA MAIS SAUDÁVEL

Às vezes temos dúvidas do que comer, como escolher o prato mais saudável, quanto comer.
Tem aquele velho ditado que diz: "Se é gostoso, se dá muita vontade de comer, se satisfaz bastante... Então não e saudável".
Infelizmente, é mais ou menos assim mesmo.

A comida que devemos escolher é a que "estraga" com mais facilidade.
Em outros termos, quanto mais conservantes, acidulantes, corantes e outros químicos que são colocados em alimentos manufaturados, mais eles duram.
Em relação inversa, quanto menos manufaturados com menos químicos adicionados, menos duram.

Um peixe fresco dura pouco mesmo na geladeira.
Um pacote de bolachas dura quase uma eternidade mesmo se deixado em condições normais à sombra dentro do armário.
Água de coco tem um período para ser "tirada" do coco e, uma vez fora, tem sua validade curta também.
Um refrigerante pega sol, calor, frio, e deixado em qualquer deposito e demora anos para estragar.

Não sou contra qualquer química, mas na nossa alimentação do dia a dia devemos evita-los.
Logico que se teu médico receitar um remédio, que será um produto químico manufaturado na maioria das vezes, você deve tomar.
Mas o abuso de remédios, principalmente quando você não precisa, tende a fazer muito mal à sua saúde.

Tendo isso em vista, a escolha de frutas, legumes e verduras frescos parece ser uma ótima ideia. Nestes três tipos de alimentos, se encontram todas as vitaminas e minerais primordiais para sua saúde, sem necessidade de nenhum "complemento alimentar".
Cereais, sementes, tubérculos, raízes, nozes e castanhas em geral, também podem ser consumidos, mas com cautela, porque tendem a ser mais calóricos que o grupo alimentar anterior – e não por acaso, tendem a durar mais também.

As carnes também são uma boa pedida, variando bastante e tendo cautela na qualidade da mesma, pois se você (por EXEMPLO) tem problema de colesterol alto (LDL), deve evitar camarão e carne vermelha e dar prioridade as carnes brancas.
Logico que o excesso de carne não é recomendado, assim como o excesso de qualquer alimento também não é.

Os ovos... Bem... Já foram vilões e heróis!
Agora, se não abusar na quantidade, são uma ótima fonte de proteínas sem adicionar muitas calorias, principalmente as claras dos ovos.
As gemas podem também ser consumidas, mas em menor quantidade pela maior concentração de colesterol nas mesmas.

Enfim, é usar o bem senso, ter uma boa ideia do que está comendo "sem se enganar" e procurar um Nutricionista ou seu Médico caso necessite de orientação.

POR QUE TEMOS PREGUIÇA

Antigamente não existiam supermercados, feiras, lojas de conveniência, para comprar comida a qualquer hora do dia. Era uma questão constante conseguir alimentos para sobreviver. Caçar, colher, depois veio o plantio e a criação de gado. Quase todo o gasto de nossa energia era para produzir o alimento.
Além disso, só se gastava energia para a reprodução da espécie, salvo alguma pequena construção ou montagem da casa.

Então nossos antepassados só se preocupavam em conseguir energia e manter o máximo possível dela. Inclusive nosso corpo se adaptou a, quanto maior nossa idade, maior a retenção de gordura corporal, para ser usada como energia nas horas de alimentos escassos. Isso porque, quanto mais velhos ficávamos, mais dificuldade tínhamos em conseguir alimentos pela diminuição da nossa mobilidade, forca, velocidade, resistência para caçar, colher, plantar, ir atrás do rebanho.

Por mais que estejamos adaptados à vida moderna, passamos centenas de milhares de anos desta forma antiga, priorizando a economia de energia.
Então, até hoje temos a tal de "Preguiça" que não nos deixa fazer muita movimentação, economizando a energia para momentos mais necessários à sobrevivência.

Como hoje temos comida com fácil acesso e não necessitamos mais "correr" atrás dela, não gastamos a energia antes necessária para as tarefas daquela época.
Por consequência, nosso corpo não é utilizado como deveria e criamos assim outros problemas como vasos sanguíneos entupidos, postura incorreta, falta de tônus muscular, perda da habilidade motora.

Por isso que é muito importante a atividade física nos dias de hoje, pois cada vez mais nos movemos menos e nossa "máquina" humana se torna fora de forma, ao pé da letra.

Na atualidade, para termos saúde, é necessário fazer alguma atividade física com certa frequência, que era feita há milênios pela raça humana quando era necessário, mas agora está meio esquecida.

Voltando à "Preguiça", ela é só uma proteção que nosso corpo usava para não gastarmos energia à toa, mas que hoje tornou-se uma inimiga, pois o que realmente precisamos, é gastar mais energia do que normalmente fazemos.

AI MEUS JOELHOS, AI MINHA COLUNA...

Nossos antecessores que povoaram este planeta, lá atrás mesmo, se movimentavam com as quatro patas. Com o passar do tempo, a adaptação, a seleção natural, aprendemos a caminhar somente em duas de nossas "patas".
Que bom, foi uma excelente evolução – conseguimos alcançar alimentos em lugares mais altos, ocupamos menos espaço no solo, conseguimos nos movimentar de forma maior e melhor em relação ao espaço que está em nossa volta.

Pois bem... Para cada vantagem, cria-se uma desvantagem. Neste caso a criada foi que, apesar de aprendermos a sermos bípedes, nosso corpo ainda guarda características de quando tínhamos as quatro patas no chão.

Explicando melhor: antes, nossa coluna tinha quatro sustentáculos, que eram as quatro patas. Hoje em dia nossa coluna tem metade ou mais do peso do corpo sobre ela, pois temos somente dois pilares, que são nossas pernas para sustentá-la.
Aquela pressão que quase não existia, pois passávamos o dia inteiro praticamente na horizontal, hoje aperta nossos discos intra-vertebrais e, com o tempo, muitas vezes causa dor por vários problemas que possam surgir.

Uma outra parte de nosso corpo que não foi totalmente adaptada foi a articulação do joelho.
Nossos joelhos tinham que suportar somente parte de nosso peso, mas hoje em dia suportam quase todo nosso peso.
E como antes os joelhos ficavam "semi" flexionados quase todo o dia, havia uma pressão bem menor neles do que hoje em dia quando ficamos em pé, esticamos totalmente as pernas na caminhada, sentamos de maneira "esquisita" e por outro lado, não movimentamos os joelhos o suficiente todos os dias para lubrificação das articulações e mantê-los em uso – a tal da lei do "uso-desuso" que, por muitas vezes, nos atrapalha nos tempos modernos.

Então, por mais que tenha uma vida que acha saudável, se não se movimentar o suficiente, não reforçar sua musculatura, principalmente, mas não somente, ligadas a coluna e aos joelhos, terá problemas nestas articulações mais cedo do que as pessoas que se fortalecem, se alongam, que utilizam mais seu corpo.

Quando falo em "utilizar o corpo", não estou dizendo que todos têm que correr maratona ou praticar Triátlon, mas sim fazer atividades moderadas, que trabalhem todo o corpo, sem abusos.

Bem, se você se acha evoluído, está certo.
Mas mesmo uma ótima evolução, as vezes traz traços da versão anterior.
Então uma boa ideia é tratar de sua "máquina", deixá-la lubrificada, forte, funcionando bem.

Faça exercícios, tenha uma rotina saudável e viva a vida com mais prazer.

ESCOVAR OS DENTES x FAZER EXERCÍCIOS

Quando você acaba de comer, normalmente escova os dentes.
Quando chega no fim do dia e está suado, entra no banho.
Quando o médico passa um remédio para você 3x ao dia, você toma.

Fazer Atividades Físicas deveria ser assim também. Deveria ser parte da sua vida, sem ter que pensar, sem ter que querer, sem ter preguiça, mas exercitar-se porque "deve" ser feito.

Diferente dos exemplos acima, fazer Exercícios toma mais tempo do que escovar os dentes, tomar banho ou tomar um remédio.
Mas se você quiser realmente melhorar sua saúde, vai transformar os Exercícios em um "Hábito de Vida" assim como escovar os dentes.
São os "Hábitos de Vida" que nos definem mais do que o resto todo, que nos moldam mais do que uma única ação isolada, que nos levam aos nossos objetivos.

Para facilitar, pode começar com 20 minutos de Exercícios Físicos 3x por semana.
Quando toma banho, todo o processo demora pelo menos 20 minutos, entre o momento que você decide e o momento que já está pronto, seco, penteado, com desodorante e roupa posta.
Basta pensar que por três dias na semana tomaria dois banhos. Assim, depois de algumas semanas, aqueles 20 minutos passarão rápido e já começarão a ser parte de seus Hábitos de Vida.
Mas você me dirá: "Com apenas 20 minutos não consigo muita melhora na minha Saúde".
Correto! Estes 20 minutos são para facilitar que a Atividade Física entre na sua vida como um Habito, de forma lenta, mas consistente.
Após algumas semanas, você poderá fazer 25 ou 30 minutos de Exercícios e assim por diante.

Para ter melhora na sua Saúde, pela minha experiencia, é necessário no mínimo 40 minutos de Exercícios, 3x na semana, de forma "consistente".
Se quiser uma melhora muito grande em sua Saúde, se possível, fazer 1 hora de Exercícios, 5x por semana.
Uso o termo "consistente" para definir a frequência de treinos sem faltas, a intensidade média a alta de esforço, também o comprometimento a Atividade Física.
Assim, se não puder fazer exercícios 3x em uma semana, pode compensar na semana seguinte. Se estiver mais cansado um dia e não fizer um bom esforço nos exercícios, execute-os com mais intensidade num dia subsequente.

Enfim, não importa o que você faça com o resto da sua vida, mas a Atividade Física te ajudará a ser mais saudável, ter mais mobilidade no dia a dia, resistência em suas tarefas, disposição no trabalho e em casa, te ajudando a aproveitar melhor a vida.

ESCOLHENDO SUA ATIVIDADE FÍSICA

às vezes queremos nos movimentar, fazer exercícios, ter mais saúde, mas não sabemos como começar.
Bem, o "ideal" seria fazermos uma atividade que gostássemos, que fosse perto de nossa casa ou trabalho, que gastasse muitas calorias, que desenvolvesse força, e resistência, e flexibilidade, e coordenação motora, e velocidade e assim por diante...

Como o "ideal" é algo insustentável e neste caso quase impossível, devemos iniciar pelo mais "fácil".

Vamos dizer que você adore nadar, mas na sua cidade não tem mar, nem rios, nem lagos, nem piscinas. Bem, neste caso talvez seja muito difícil nadar, pois terá que se locomover uma grande distância e ir a outra cidade para a prática da Natação.

Por outro lado, se tem muitos parques arborizados em sua cidade, caminhar ou correr podem ser uma opção interessante. Se tiver muitas estradas com pouca circulação de automóveis, pedalar seria mais interessante ainda.

Além do nosso gosto pelo Esporte, temos que ser práticos, senão não iniciaremos nossa Atividade Física esperando o momento e as condições perfeitas.
Talvez nossa primeira opção, aquele Esporte que gostamos mais, não esteja disponível para que possamos pratica-lo com frequência, mas talvez nossa segunda ou terceira opção esteja bem na nossa frente.

É de se supor que, se não pratica atividades físicas regularmente, acredita que não tem tempo para o Esporte ou realmente não gosta de se movimentar.
Mas, como todos nós já sabemos, se não praticar nenhum Esporte ou não fizer algum outro tipo de Exercício, suas chances de ser saudável ao longo da vida serão pequenas.
Vamos colocar assim: com o Esporte, Atividade Física frequente, Movimentação com esforço de seu corpo, você terá "mais" saúde, mesmo que já se considere saudável.

Então pense bem qual Esporte deseja praticar, qual está mais disponível para você, qual se encaixa mais em seus horários.
Pense e decida!

Agora, se você não gosta de Esportes, não gosta de nenhuma Atividade Física nem tampouco se movimentar, seria melhor começar a fazer algum Exercício de qualquer forma, mesmo que de certa forma "obrigado", pois você contribuirá imensamente a melhora de sua Saúde.

POUCO A POUCO...

Eu já tive "briga" com refrigerante algumas vezes. Não sou de tomar muito, mas não queria tomar nenhum.
Já fiquei sem beber refrigerantes duas vezes na vida por mais de um ano.

Mas acabo voltando...

Então resolvi tentar diferente:
Substitui por Iced Tea algumas vezes durante uns meses (que também tem um monte de porcarias dentro, mas muito menos que refrigerante convencional a meu ver). Estava indo bem, mas voltei para o refrigerante porque vim morar num lugar que não tem Iced Tea.

Agora na minha nova fase, substitui por Água de Coco (em caixinha, q tem 99% de Água de Coco e 1% de porcaria, mas muuuito melhor que refrigerante com certeza que tem 100% de porcaria dentro).
Estou conseguindo bem e só tomo refrigerante 1x/semana mais ou menos, quando tomo.

Só que... Para não sentir falta do "doce" do refrigerante, às vezes coloco umas gotas de adoçante (que é uma porcaria, mas, novamente, melhor do que refrigerante).

E aos poucos fico só na Água de Coco, tirando o adoçante.

Então cada mudança acontece em um período de tempo, no qual você se acostuma com ela.
Depois outra mudança por mais um tempo.
E assim por diante.
Pouco a Pouco...

PSEUDOCIÊNCIA OBSESSIVA DO ESPORTE, SAÚDE E ALIMENTAÇÃO

Hoje temos toda uma pseudociência obsessiva complicando tudo nesta área cujo interesse não é saúde, mas dinheiro.

Nos anos 80, quando começaram a surgir as corridas de rua, a gente comprava um tênis de corrida (uns nem isso), colocava um calção, treinava em grupos correndo e ia lá fazer as corridas de rua.

Jogávamos futebol, vôlei, tênis, etc., sem grandes frescuras.

Bem menos gente era gorda do que hoje em dia, podem ver em qualquer estatística, e não tinha toda esta ciência por trás da alimentação.

Agora, eu não estou dizendo que ciência seja ruim, mas estão complicando demais e o interesse é \$\$\$ e não saúde.

Para correr hoje em dia o cara tem de passar por uma bateria de testes e exames, comprar 38 produtos diferentes, tênis especiais, calções especiais, palmilhas, frequencímetro, relógio sei lá o que, fita de sei lá o que, etc e etc. Tem de ter treinador especializado em sei lá o que, nutricionista, sei lá o que "ista". Fazer os treinamentos mais complexos do mundo. Para pedalar então, só tendo mestrado na Sorbone e 150 apetrechos diferentes, senão não entra na turma.

A alimentação tem 38 complementos e suplementos, 1000 regrinhas e 28 horários diferentes.

Aí não sabem porque muitos desistem. Está chato demais!

Vai lá e pratica esporte. Não é tão complicado assim. Seu corpo só deixa você fazer o que você aguenta. O que mata é falta de esporte. Se você não é profissional, não vive disso, o acessório mais especializado e caro não vai fazer muita diferença. O tênis do ano faz o Queniano ganhar 3 segundos que faz diferença para ele. Você nem chega na velocidade para se beneficiar daquilo. Simplifica!

Ok ter um treinador, fazer parte de um grupo porque motiva, mas não precisa treinar igual um profissional cheio de regras e planilhas e exigências.

ESTÁ FICANDO COMPLICADO DEMAIS!

Quer ter acompanhamento nutricional visando saúde ok, mas ficar obcecado com alimentação, complementos e suplementos direcionados ao esporte como você vivesse daquilo e gastando toneladas de dinheiro, não faz o menor sentido.

Vai lá é faz o esporte, aproveita, sente prazer nele. Que seja saudável e não um segundo trabalho. Exigindo demais, gastando demais e com muita obsessão, chega uma hora que a pessoa se enche e chuta o balde.

Toda esta pseudociência em cima do esporte está só tornando o esporte mais caro e complicado e vai aos poucos tirando o prazer, a essência do esporte. Deixa de ser prazer e diversão e passa a ser um segundo trabalho.

Vai lá e pratica esporte, mexa-se, corra, pedale, jogue futebol, jogue tênis, nade, faça o que você quiser e gosta. Não é complicado, não precisa tantos acessórios, não precisa fazer 150 exames, não precisa uma alimentação da NASA, só precisa ir lá e fazer.

Pratique Esporte e Saúde, e não TOC!

NÃO FAÇA DIETAS

Se eu pudesse te dar um único conselho alimentar eu te diria isso:

NÃO FAÇA DIETA!

É melhor para quem é obeso continuar comendo como come do que fazer dieta muito restritiva. A chance de engordar mais fazendo dieta restritiva é MUITO maior do que se não fizer nada. A maioria dos obesos engordam devagar durante a vida ou até param de engordar permanecendo obesos. Se fizer dieta sempre vai engordar mais. SEMPRE.

As dietas são a principal causa dos obesos engordarem ainda mais.

NÃO FAÇA DIETAS!

Dietas não tem a ver com emagrecimento nem com saúde, mas com uma indústria que ganha bilhões e bilhões iludindo as pessoas.

Toda vez que você faz dieta, depois de um tempo fica mais gordo do que estava antes de fazer a dieta.

O conceito de dieta é totalmente absurdo fisiologicamente falando. O seu corpo quando entra em carência alimentar passa a absorver mais dos alimentos e gastar menos calorias para se manter vivo, ele luta contra você, mesmo que você seja obeso. E depois do período de dieta, quando você fornece a ele alimentos, ele recupera o que foi perdido. Para ele houve carência e agora ele tem de te proteger.

Dietas causam o terrível efeito "ioiô" que é muito mais danoso à saúde do que ficar como está.

Quem deseja emagrecer deve pensar igual quem deseja parar de fumar. É para o resto da vida. Vou melhorar minha alimentação aos poucos, com pequenas mudanças e praticar esportes PARA O RESTO DA VIDA.

Reeducação alimentar. PARA O RESTO DA VIDA.

E para funcionar para o resto da vida, é necessário que sejam pequenas mudanças. Tire uma coisa ruim da sua alimentação que não te faça sofrer demais. Tirar não significa não comer nunca mais, mas tirar da rotina. Então só um exemplo, tire refrigerantes da rotina, não quer dizer que eventualmente não possa tomar. Outro exemplo, tire o arroz, mas um dia vai comer estrogonofe, ok, coma arroz. Mas tire da rotina. Então tire uma única coisa ruim da rotina e substitua por uma coisa boa. Quando estiver tranquilo com esta mudança, faça outra, meses depois, com calma, porque é para o resto da vida. Não se iluda, não fique aflito com o peso, não queira perder peso rápido demais, senão o corpo vai te boicotar, você tem de ir devagar para enganá-lo.

E sem esportes é pouco provável que funciona, portanto inclua um esporte, qualquer um que você consiga fazer, no início o que importa é criar o habito.

E vá assim, fazendo pequenas mudanças na sua vida, mas permanentes e os resultados vão começar a aparecer.

É igualzinho no mercado. A maioria querendo ficar rico fácil com trade e só perdem dinheiro. O pessoal do acúmulo de patrimônio, ficando rico aos poucos e bem lentamente de forma entediante ano atrás de ano.

Emagrecer e melhorar sua saúde tem de ser entediante também, devagar e sempre com pequenas mudanças. Emagrecer rápido com dietas malucas = engordar mais depois de um período de perdas.

NÃO FAÇA DIETAS!

COMO LIDAR COM DOCES

O ideal é não comer doces, mas isso é fácil só falado.
E não adianta vir e dizer: "eu não como doces, não é problema algum".
As pessoas são totalmente diferentes e cada um tem suas fraquezas.

Chamar as fraquezas de "falta de vergonha na cara", não resolve nada.
Este tipo de atitude nunca fez um fumante parar de fumar, por exemplo.

Eu sou um que não tenho problema algum com gorduras, carnes, arroz, macarrão, farináceos, etc.
Tudo isso é mole para mim ficar sem, mas sem doce é complicado.
Então, as estratégias que fui criando foram para não chutar balde:

- Não coma doce para matar a fome, a fome só vai aumentar, coma doce após a refeição ou para ter prazer. Doce não mata a fome, ele fecha a porta.

- Se possível coma doce nos dias que fez ou fará mais exercícios, mas não entre naquela que só porque fez exercício pode comer doces à vontade. Não é assim que a banda toca. Para alguns, o exercício tira a fome de doces e isso é ótimo. Não é para comer doce porque fez exercício, é se não tem jeito, ao menos coma nos dias que faz mais exercício.

- Só coma doces que gosta muito, não consuma doces que gosta "mais ou menos".

- Não fique com besteiras de culpa, só leva a comer mais doce. Quando for comer o doce aproveite, saboreie, se satisfaça e não fique se culpando. Se vai comer aproveite bem, tenha o prazer que ele te dá, assim comerá menos vezes.

- Eventualmente teste comer uma fruta no lugar do doce, mesmo as mais calóricas são bem mais saudáveis do que doces. Experimente fruta no micro-ondas, algumas como banana, maçã ou pera ficam bem parecidas com doces - já sei que fruta demais pode engordar, qualquer coisa demais engorda, mas qualquer fruta é melhor do que doce.

- Há doces e doces. Doces com mais frutas são menos ruins, doces com menos açúcar são menos ruins (não estou falando de dieta, esqueça diet a não ser que você seja diabético). Pesquise os doces que você gosta e veja quais são menos ruins.

- Tente compensar se conseguir. Vou comer um doce hoje, então não vou comer sei lá o que, ou vou comer alface no lugar de arroz.

- Apesar de que não se deve relacionar exercício com comer doces, se acha que vai comer um doce, que tal correr mais 20 minutos ou pedalar mais 20 minutos, ou estender um pouco o exercício? Que tal caminhar depois de comer o doce, se possível?

 – Se comeu doce no intervalo do trabalho, dê uma volta e suba de escadas. Não faça esportes para poder comer doces, mas se comeu, gaste calorias.

NÃO TOME REMÉDIOS!

- Não tome remédios a não ser prescrito por médicos.
- Se você não tem doenças, provavelmente não precisa de remédios. Se um médico te enche de remédios sem que você tenha doenças, procure outro médico.
- Se um médico determina a farmácia que você deve comprar ou manipular seus remédios, procure outro médico, inclusive porque isso é ilegal.
- Ninguém saudável precisa de magnésio e outras coisas deste tipo.
- Tomar um monte de remédios, sem uma doença que justifique, é uma doença por si só.

DICAS DE ALIMENTAÇÃO SAUDÁVEL

1. Não pule o Café da manhã.
2. Evite frituras.
3. Substitua doces por frutas.
4. Beba bastante água.
5. Não tome suplementos, complementos, vitaminas ou qualquer medicamento sem orientação médica.
6. Não use açúcar de qualquer tipo.
7. Não coloque sal no prato diretamente, use alho, cebola e outros temperos no lugar de sal.
8. Foque em alimentos com densidade nutricional. Eles nutrem e saciam.
9. Evite alimentos "vazios", ainda que não processados (batata, arroz) e mais ainda os processados (pão, macarrão, fubá, farinhas).
10. Não tenha medo da gordura natural dos alimentos, mas não adicione gorduras desnecessárias. Gorduras saciam. São um macro nutriente importante.
11. Baseie sua alimentação em legumes, verduras, frutas e carnes/ovos.
12. Não coma sem fome e evite petiscos.
13. Trabalhe as questões tangenciais que refletem na alimentação (ansiedade, compulsão, depressão, etc.). Exemplos: exercício físico, terapia, autoconhecimento a partir de leituras.
14. Chocolate somente em pequenas porções e acima de 70% de cacau, pelo menos.
15. Prefira frutas inteiras (sem ser suco). Mais fibras, mais saciedade e menos absorção de açúcar.
16. Prefira frutas menos doces se o objetivo é emagrecer.
17. Evite processados.
18. Exclua farináceos.
19. Evite Óleos vegetais (soja, canola, girassol, etc.) à exceção do azeite, sempre com bom senso.
20. Evite refrigerantes, sucos processados.
21. Beba álcool somente com bastante moderação.
22. Evite sorvete e doces em geral.
23. Evite pão.
24. Em geral o que estraga mais rápido é melhor.
25. Coma tudo o mais próximo possível de como é realmente, com menos processamento possível.

DENSIDADE NUTRICIONAL

Os alimentos de alta densidade nutricional são aqueles que possuem elevada quantidade de nutrientes em relação ao seu valor energético, ou seja, promovem a maior ingestão de vitaminas, minerais, fibras, ácidos graxos poli-insaturados e outros nutrientes essenciais, com menos calorias.

Carnes, ovos e boa parte dos legumes de baixo CH (brócolis, couve-flor, couve, etc.), possuem essa característica. Nutrem e saciam entregando uma maior quantidade de nutrientes por caloria.

Por outro lado, os alimentos com baixíssima densidade nutricional entregam pouco ou quase nada de nutrientes ao custo elevado de calorias (as chamadas calorias vazias). Entre eles: batata, arroz, pão, açúcar, cerveja.

Em outras palavras, você come sem se alimentar.

Em teoria, se alimentando basicamente com alimentos do primeiro grupo, a tendência é de maior regulação do apetite e de um emagrecimento natural e sustentável.

O problema é a variável "prazer", também conhecida como vontade de comer. Até porque não é preciso ter fome para comer um doce, um pão quentinho, uma pipoca ou um sorvete.

Essa compreensão entre comer e se alimentar é fundamental para reeducação alimentar. A consciência, ao ingerir o alimento, de qual é o papel dele ali. Você está nutrindo o seu corpo ou atendendo a uma vontade/desejo? Apurando esse domínio, fica mais fácil entender as nossas escolhas e modificar aos poucos nossa rotina alimentar.

O ideal, como tudo na vida, é que o prazer exista, mas não demande 100% do tempo. Ao contrário, 80% do tempo deve ser rotina, alimento para alimentar. Os outros 20% a pessoa pode ser mais flexível, o que não significa comer lixo por comer. O ideal é escolher boas exceções que valham realmente a pena.

EMAGRECIMENTO

Para pessoas com sobrepeso sem doenças e que tenham consultado seu clínico. Quem tem doenças ou é obeso, provavelmente precisa de acompanhamento médico e de nutricionista.

1. Ver o tópico acima - Alimentação Saudável.

2. O Esporte é uma necessidade absoluta para quem pretende emagrecer. A alimentação é mais importante que o esporte para emagrecer propriamente dito, mas o esporte que faz com que o emagrecimento se mantenha e as mudanças de hábitos aconteçam. O ideal é que progressivamente vá para esportes de competição. Correr é bom, participar de corridas de rua é bem melhor. Jogar *beach-tennis* na praia é bom, participar de torneios é bem melhor. Tente evoluir para competições. O esporte é fundamental também para diminuir a ansiedade e ajudar a dormir melhor, duas necessidades absolutas em um plano de emagrecimento.

3. VÁ COM CALMA! Você levou a vida toda para engordar, não vai emagrecer em poucas semanas. Até vai, mas vai recuperar tudo de novo e até mais. Foque em ir mudando seus hábitos devagar e não em perder peso rápido. O corpo resiste às perdas rápidas de peso e tenta recuperar o que perdeu. Pequenas mudanças permanentes funcionam bem mais do que mudanças radicais por um período de tempo. Entre em uma curva lenta e vagarosa, mas persistente de perda de peso, esqueça estas dietas e tratamentos para perda de muitos quilos em pouco tempo.

4. MUDE SEUS HÁBITOS. A forma que você viveu até aqui te levou a engordar, sem mudar não vai emagrecer. Vai ser difícil até manter o peso atual. E as mudanças têm de ser lentas, mas constantes e permanentes. Mude apenas um hábito, um que consiga mudar e mantenha até estar estabelecido. Depois passe para outro. O emagrecimento vem de pequenas mudanças permanentes e não de grandes mudanças por um período de tempo.

5. Cuide da sua mente, engordar na maior parte dos casos é muito mais mental do que físico. Reduza o estresse o máximo que puder, não seja um ser reativo, use meditação ou outras técnicas, pratique esporte, enfim, encontre uma forma de se estressar menos e ser menos ansioso.

6. Durma bem. Isso é essencial para emagrecer. Esporte ajuda aqui também assim como a dica 5 acima.

7. Não faça dietas da moda, não faça dietas restritivas, esqueça o conceito de dieta. O conceito correto é reeducação alimentar para sempre. Nada temporário funciona.

8. Fazer esporte não é passaporte para ganhar de prêmio "comer porcaria". Assim não sai do lugar. Tenha bom senso, nada demais eventualmente comer o que gosta, depois de uma longa jornada esportiva, mas se transformar o esporte em permissão para comer porcarias, não vai emagrecer e pode até engordar.

9. Não é porque você saiu do planejamento um dia, ou até mais, ou porque recuperou parte do peso perdido que tem de chutar o balde. Para emagrecer tem

de mudar hábitos. Isso leva muito tempo. Não vai acontecer em linha reta e não somos perfeitos. Vamos errar no caminho, mas errar uma vez não é razão para errar outra ou abandonar tudo. Já que eu comi um doce então vou chutar o balde. NÃO! Já que eu comi um doce, vou compensar fazendo mais exercício e comendo menos hoje. Não chute o balde, continue na luta.

10. Cuidado com o Fim de Semana. Nada de errado para escolher um dia do final de semana para ter um luxo, eventualmente se dê ao direito de comer o que gosta. Mas se começar a sair da rotina sexta à tarde e só voltar segunda de manhã, são quase 3 dias fora da rotina e 4 na rotina, isso não é rotina e não vai funcionar.

11. Seu corpo, seus músculos, seu tubo digestivo não sabe que dia da semana é hoje ou se está começando o mês ou terminando. Pare de maluquice, comece hoje e se chutou o balde na quarta, não existe isso que esta semana está perdida então volto segunda. Segunda não existe. Quanto mais dias fazendo o certo, melhor.

12. Que eventualmente você coma uma porcaria que gosta, ok, mas não traga para casa, não compre. Que ao menos tenha de ir à rua comer, assim vai comer menos. E só coma porcarias que gosta muito. Não desperdice com porcarias mais ou menos.

13. Aproveite o hábito de comer, tente comer devagar, mastigar bem, demorar mais comendo, isso facilita comer menos.

14. Acostume-se a beber água. Não tem calorias e faz bem. Álcool beba com MUITA moderação ou não beba.

15. Use pratos menores e porções menores.

16. Não fique morrendo de fome muito tempo sem comer passando mal. Isso é insuportável, e vai acabar comendo mais ou se enchendo de besteira. Só precisa comer menos do que gasta para ir aos poucos perdendo.

17. Mantenha uma rotina de se pesar para não deixar descambar, mas não toda hora de forma obsessiva. Pode ser uma vez por semana. Mas o foco tem de estar no processo e não no resultado. Aceite que haverá platôs. Ficará um tempo sem perder peso e pode até recuperar um pouco. Foque no processo, siga melhorando e evoluindo, uma hora o resultado vem.

18. Defina quantas vezes vai comer por dia com bom senso e dentro das suas possibilidades e do seu conforto; e tente manter a rotina.

19. Assista menos TV. Não consome calorias quase e ainda fica comendo besteira. Saia de casa, ande por aí, faça programas na rua, pratique esporte, mas mesmo em casa use mais o PC do que a TV, ao menos você faz alguma coisa e come menos.

20. Se a comida for uma muleta para seus problemas, resolva os problemas ou substitua por esporte. Ao invés de se encher de chocolate porque está deprimido vá correr até ficar exausto. Vai emagrecer e sair da depressão com mais facilidade assim do que no círculo vicioso das porcarias.

21. Ache prazer no emagrecimento, compre novas roupas, faça o que não conseguia fazer, passe mais tempo com a família, etc.

22. Esporte não tem de gostar, tem de fazer, vai lá e faz. Depois vem o gostar.